차세대 융합바이오와
정밀의학

차세대 융합바이오와
정밀의학

이정승 • 박재석 • 심원목 • 홍석준 • 김형구 • 유승범 • 우충완 • 김인기 • 박진형 • 장서연 • 박한규 • 신미경

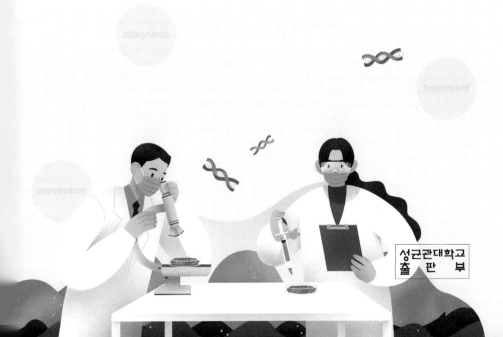

성균관대학교
출판부

서문

이정승, PhD, 성균관대학교 지능형정밀헬스케어융합전공

　　각종 질병에 대한 이해와 의료 기술의 발전은 전 세계적인 인구 노령화를 가속화시키고 있다. 하지만 급속도로 발전하는 치료 기술에도 불구하고 여전히 많은 질병은 명확한 기전이 밝혀지지 않았고 이는 궁극적인 질병 치료의 한계점으로 남아 있으며 각종 치료술의 부작용으로 인해 또 다른 질환의 발병을 유도하기도 한다. 더욱이 고도의 산업화로 인한 항원 노출, 환경 오염 및 생활 습관의 변화로 인한 감염질환, 중독질환, 정신질환 등의 증가는 단순히 한 종류의 질환을 치료하는 기존 방법에 비해 질환의 복합적인 원인 규명과 치료 기술을 요구하고 있다. 따라서 효율적이고 효과적인 질병 치료를 위해서는 복합적인 질환의 진단, 관리, 치료가 가능한 혁신적인 융합 바이오 기술의 개발이 필수적이다.

　　정밀의학(Precision medicine)은 개인의 유전적, 환경적, 생활적 차이를 반영하여 부작용을 최소화하고 최대의 효능을 낼 수 있는 맞춤형 치료

를 제시하고자 하는 의료 분야이다. 현재 성공적인 정밀의학의 발전을 위해 연구, 기술, 정책 분야의 협력이 활발히 진행되고 있으며 의료 현장뿐 아니라 산업계에서도 관련 분야의 미래기술을 확보하고자 많은 투자가 이루어지고 있다. 정밀의학은 크게 예방(prevention), 진단(diagnosis), 치료(treatment)의 관점에서 구현이 가능한데 "예방"은 구축된 개인별, 질환별, 환자별, 사회적 생물 정보를 활용하여 미리 질환을 예방하고 관리하는 기술이 포함된다. "진단" 측면에서는 단순히 일괄적인 기준에 맞춰 발병 유무를 알아내는 기술이 아닌 유전적, 환자별 초정밀 진단 및 상관관계 규명을 통해 보다 빠른 진단과 성공적인 치료를 목적으로 할 수 있다. "치료"에서는 환자별 약물 독성, 효능 등을 예상함으로써 불필요한 약물의 처방 및 치료를 줄이고 효과적인 치료법을 처방할 수 있는 효율적인 치료 기술의 개발이 요구된다.

현재 정밀의료 기술은 대부분 인간 유전체, 질병 특이적 생체지표, 환자 임상 결과 기반의 빅데이터 확보 및 분석에 의존하고 있으며 데이터가 가장 많은 질환인 암 질환의 예방, 진단, 치료에 주로 집중되어 왔다. 하지만 암 이외에도 퇴행성 뇌질환, 전신적 염증질환, 당뇨 등 난치성 질환 환자의 비율이 매우 높고 중독질환, 우울증 등 각종 정신질환 환자의 증가도 사회적, 경제적, 의료적 부담을 증가시키는 데 많은 기여를 하고 있다. 따라서 이러한 질환들을 대상으로 정밀의료 기술의 확장이 필요하며 이는 단순 생물학적 정보의 확충에서 벗어나 수반되는 물리, 화학, 심리, 정보적 기술의 개발과 이를 기술적으로 구현할 수 있는 공학적 기술의 융합이 필수적이다. 핵심 요소기술로는 질병에 따른 생리적 변화 분석을 통한 질병의 예방 및 진단 기술 개발, 질병의 진단에 필요한 핵심 인자 발굴, 질병의 개인, 상황적 인과관계 이해를 통한 정확한 진단 기술, 부작용이 최소화되고 환자의 생물학적 배경을 기반으로 하는 치료 기술 등이 포함될 수 있으며 요소 기술들의 융합을 통해 정밀의료 시스템을 더욱 다양한 질환과 환자에 적용할 수 있을 것이다.

본 저서는 융합바이오 및 정밀의학에 활용될 수 있는 차세대 바이오 기술 분야에 대한 소개와 최근 동향 및 발전 방향에 대한 논의를 다루고 있으며 크게 정밀의학을 위한 기반기술 개발, 정밀의학을 위한 진단기술 개발, 정밀의학을 위한 치료기술 개발로 나눌 수 있다.

"정밀의학을 위한 기반기술 개발"에서는 실생활 모사 과제를 이용한 개인 뇌 정밀 뇌기능 영상 데이터셋의 필요성과 이의 활용 가능성(제1장, 대규모 뇌기능 영상 데이터와 실생활 모사 과제), 뇌과학, 컴퓨터과학, 정신의학이 융합된 수학적 모델링 기반의 계산정신의학 분야의 소개(제2장, 계산정신의학 방법론), 대표적인 신경전달물질인 도파민 관련 뇌질환의 다양성과 치료를 위한 활용 방안 소개(제3장, 도파민 다양성과 행동 변화의 원리에 기반한 정밀의료), 신경과학에서의 인공지능 역할 및 서로에게 제공된 통찰력에 대한 논의(제4장, 신경과학에서 얻을 수 있는 인공지능에 대한 통찰력)를 다룬다.

"정밀의학을 위한 진단기술 개발"은 fMRI와 기계학습을 기반으로 하는 통증평가 바이오마커 개발과 이의 응용 방안(제5장, 뇌기반 통증 바이오마커의 현재와 미래), 퇴행성 뇌질환 진단이 가능한 치매 바이오마커 기반의 뇌영상 기술 소개(제6장, 퇴행성 뇌질환 뇌영상과 정밀의료), 광학과 나노기술로 개발된 광합소자 및 시스템을 바이오 응용기술로 활용하는 바이오나노포토닉스 분야 소개(제7장, 바이오나노포토닉스 기술과 정밀의료)로 구성되어 있다.

마지막으로 "정밀의학을 위한 치료기술"에서는 집속 초음파를 이용한 비침습적 초음파 시스템의 종류와 임상 적용 논의(제8장, 경두개 뇌 치료 및 기능 변조를 위한 정밀 초음파 기술), 감각신경보철을 통한 신경계, 운동계의 조직 기술에 대한 소개(제9장, 신경보철을 통한 뇌 손상 후의 운동학습), 정밀의료기술에 활용되는 다양한 생체고분자 소개와 이를 기반으로 하는 최신 의공학 응용(제10장, 생체 고분자 소재를 이용한 정밀의료기술), 조직공학, 줄기세포 기반의 첨단 정밀재생의료 기술의 소개 및 최신 응용(제11장, 첨단재생의료기술과 정밀의학)에 대한 분야를 다룬다.

본 저서를 통해 많은 학생들이 첨단 정밀 헬스케어 공학에서 다루고 있는 차세대 바이오 기술에 대한 개론적인 지식을 획득하고 최신 융합 바이오의 연구적 동향을 파악함으로써 미래 신산업을 창출하고 이끌 수 있는 융합형 바이오 인재로 자라나길 기대한다.

CONTENT

대규모 뇌기능 영상 데이터와 실생활 모사 과제

/

심원목, PhD,
성균관대학교 지능형정밀헬스케어융합전공

한 문장 요약

대규모 뇌기능 영상 데이터셋 구축에 사용된 과제들을 알아보고, 개인의 다양한 지각, 인지, 정서 과정을 종합적으로 반영할 수 있는 실생활 모사 과제의 필요성 및 최근 연구 동향을 소개한다.

1

기존의 대규모 뇌기능 영상 데이터셋은 주로 다수의 참가자로부터 데이터를 수집하는 데 초점이 맞추어져 있었다. 그러나 최근 십 년 동안, 개인의 특징적 뇌기능 구조와 그 변화를 이해하기 위해 소수의 참가자를 대상으로 반복 샘플링을 통해 대량의 데이터를 얻는 개인 내 정밀 뇌기능 영상 데이터셋을 구축하는 시도가 늘어나고 있다. 정밀 뇌기능 영상 데이터를 효과적으로 활용하기 위해서는 여러 종류의 인지 기능을 폭넓게 샘플링할 수 있는 다양한 과제를 포함하는 것이 필요하며, 대규모 뇌기능 영상 데이터 수집 시 과제의 다양성이 중요한 요소로 고려되어야 한다. 과제의 종류 면에서 기존의 휴지상태 데이터와 구조화된 과제 수행 데이터 외에 다양한 감각, 운동, 고등 인지 기능을 종합적으로 다루는 실생활 모사 과제가 주목받고 있다. 이 장에서는 대규모 뇌기능 영상 데이터 수집에 활용되는 과제의 특징을 살펴보고, 실생활 모사 과제를 사용한 대규모 뇌기능 영상 데이터 수집의 필요성과 그 활용 가능성에 대해 알아보고자 한다.

1. 서론

2000년대에 들어서면서 뇌영상 분야에서는 수백 명 또는 수천 명의 데이터를 포함하는 대규모 데이터셋 구축에 관심을 기울이기 시작했고, 이렇게 수집된 대규모 뇌영상 데이터셋은 인간의 뇌와 인지 기능에 대한 기능적 네트워크 수준의 연구에 핵심 자료로 활용되었다. 뇌 구조 및 뇌기능 영상을 포함하는 대규모 뇌영상 데이터셋은 치매와 경증 인지 장애 등의 인지 기능 장애, 파킨슨병, 우울증, 조현병 등의 운동, 정서 및 정신 장애 등 여러 주요 병변을 예측하는 모델 개발에 활용되었고, 기억, 주의, 지능 등 다양한 뇌인지 기능의 개인 간 차이 및 뇌-유전체 관계 규명에도 이용되어 왔다.

이러한 빅데이터 프로젝트들은 주로 다수의 참가자를 대상으로 한 데이터 수집에 중점을 두었다. 그러나 최근 수년간 이와 궤를 달리하여 소수의 참가자로부터 반복 샘플링을 통해 대량의 데이터를 수집하려는 시도가 증가하기 시작하였다. 전체 참가자 수와 각 참가자별 수집한 뇌

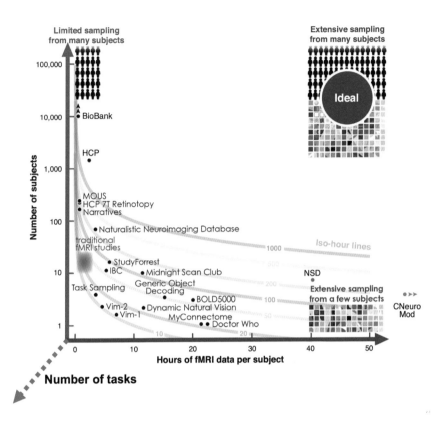

그림 1. 공개된 대규모 뇌기능 영상 데이터셋 별 참가자 수와 각 참가자당 수집한 뇌기능 영상 데이터의 양(Modified from Naselaris, Allen, & Kay, 2021)

기능 영상 데이터의 양, 두 가지 주요 축을 기준으로 공개되어 있는 대규모 뇌기능 영상 데이터셋을 살펴보면(그림 1), 한 축에서는 다수 참가자들의 제한된 샘플링에 기반한 데이터셋의 예를(HCP, UK BioBank 등), 다른 축에서는 소수의 참가자들에 대한 방대한 양의 반복 샘플링의 예를(NSD, CNeuroMod 등) 찾아볼 수 있다(Naselaris et al., 2021). 반복 샘플링 방법은 개인별 특징적인 뇌기능 구조를 살펴볼 수 있는 신뢰도 높은 정밀 뇌기능 영상 데이터를 제공함으로써 최근 주목받고 있는 개인 맞춤형 정밀의료에 유용할 것으로 전망된다. 이러한 개인 내 정밀 뇌기능 영상 데이터는 개인의 뇌기능 변화에 관한 자세한 정보를 제공할 뿐 아니라 개인 간 차이에 대한 고려를 통해 뇌기능의 공통적인 특징에 대한 이해를 높이는 데에도 기여할 수 있다(Gratton & Braga, 2021).

　대규모 뇌기능 영상 데이터의 두 가지 주요 측면, 전체 참가자 규모와 각 참가자별 뇌기능 영상 데이터의 양에 더하여 한 가지 더 고려해야 할 중요한 점은 사용된 과제의 다양성이다. 초기 뇌기능 영상 데이터셋에서는 참가자가 휴식 상태에서 촬영한 휴지상태(resting state) 데이터가 대부분을 차지했지만, 이후 여러 구조화된 과제를 수행할 동안 수집한 과제 데이터가 추가되었고, 최근에는 실생활에서 접할 수 있는 복잡도 높은 자극과 과제를 사용하는 실생활 모사 과제 데이터가 각광을 받기 시작했다. 각 개인의 감각, 운동, 인지 및 정서 과정의 전체 스펙트럼을 종합적으로 살펴보기 위해서는 개별 인지 기능을 검증할 수 있도록 설계된 구조화된 과제와 여러 인지 기능을 복합적으로 사용할 수 있도록 개발된 실생활 모사 과제를 결합하여 사용하는 것이 필요하다. 이 장에서는 다양한 뇌기능 영상 데이터 수집에 사용된 과제들을 소개하고, 실생활 모사 과제를 통한 대규모 뇌기능 영상 데이터 수집의 필요성에 대해 살펴보고자 한다.

2. 대규모 뇌기능 영상 데이터셋에 사용된 과제

2.1. 휴지상태

참가자에게 특정 과제를 주지 않은 상태에서 눈을 감고 있거나 아무 것도 제시되지 않은 화면을 바라보며 자연스럽게 휴식을 취하는 동안 촬영한 휴지상태 데이터는 대규모 뇌기능 영상 데이터 베이스의 주요 부분을 차지해왔다. 휴지상태 데이터는 참가자에게 과제 수행을 요구하지 않기 때문에 정상 집단뿐만 아니라 임상 집단, 성인 이외의 유아 및 노년 집단에서도 별도의 준비 없이 비교적 용이하게 데이터를 수집할 수 있다는 것이 큰 장점으로, 과제 수행 여부와 관계없이 지속적으로 발생하는 신경 및 대사 활동을 측정함으로써 개인의 고유한 기능적 연결 구조(intrinsic functional connectivity)를 보여준다고 알려져 있다(Raichle, 2010).

이러한 휴지 상태의 기능적 연결 데이터는 다양한 정신 질환을 포함한 여러 질병의 뉴로마커 연구에 사용되어 왔다. 그러나 참가자가 휴식 상태에서 어떤 인지 및 정서 상태에 있는지 확인할 수 있는 지표가 없으므로 개인 고유의 기능적 연결 패턴이 어떤 행동 및 인지 기능을 반영하는 것인지 해석하기 어렵고, 뇌영상 촬영 동안 참가자의 머리 움직임 등 오염 변인에 취약한 것이 주요 단점으로 지적되었다. 특히 머리 움직임은 휴지상태 데이터를 분석할 때 고려해야 할 주요 오염 변인으로서 그 영향을 최소화하기 위해 참가자의 움직임이 일정 기준을 넘어갈 경우, 해당 데이터를 분석에서 제외하는 방법 등이 권장되고 있다(Power et al., 2012). 이 외에도 심장 박동과 호흡 등 생리적 신호의 영향, 영상 전체의 평균값 보정 여부, 연구자마다 임의적으로 선택한 다양한 데이터 분석 방식에서 오는 결과 비교의 어려움 등이 휴지상태 데이터 분석 시 주의를 기울여야 할 주요 고려 사항으로 제기된 바 있다.

2.2. 구조화된 과제(structured task)

대표적 대규모 뇌신경 데이터 수집 프로젝트 중 하나인 HCP는 휴지상태 데이터뿐 아니라 작업 기억, 언어 처리, 동작, 관련성 추론, 사회 인지, 정서, 도박 과제 등 7가지의 인지 및 정서 과제를 수행하는 동안의 뇌기능 영상 데이터를 500명 이상의 참가자로부터 수집하였다(Barch et al., 2013). HCP 뇌기능 영상 데이터를 이용한 최근 연구는 휴지상태의 데이터와 과제 수행 중 얻은 데이터 모두 개인을 식별할 수 있는 정보로 활용될 수 있음을 보여주었다(Finn et al., 2015). 이러한 결과는 뇌의 기능적 연결 패턴이 과제 수행에 따라 변화하는 뇌의 상태뿐만 아니라 과제와 관계없이 개인 내에서 지속되는 고유한 특질을 반영하고 있음을 보여주는 것으로서 개인 간 공통된 특질을 나타내는 일반적 뇌기능 구조 외에 개인의 특성을 반영하는 개인별로 고유한 뇌기능 구조가 존재함을 보여준다. 즉, 뇌의 기능적 연결 패턴이 지문과 유사하게 개인의 고유 정보를 담고 있는 생체 데이터로 사용될 수 있음을 보여준 결과이다. 또한 이 연구는 뇌기능 연결 패턴이 유동지능과 같은 개인의 주요 인지 기능을 예측하는 데 사용될 수 있음을 보여주었다. 특히 참가자 간의 차이가 상대적으로 큰 전두두정 피질(frontoparietal cortex) 등 고등 연합·영역이 일차 감각 영역에 비해 개인을 식별하고 행동을 예측하는 데 더 중요한 역할을 하는 것을 밝혔다. 이러한 연구 결과는 전두두정 네트워크가 과제 수행에 필요한 인지 기능에 맞추어 기능적 연결 패턴을 적절히 조절하는 허브 역할을 수행하며(Cole et al., 2013), 이 네트워크를 조율하는 허브 기능이 각 개인마다 큰 차이를 보일 수 있는 가능성을 시사한다.

뇌의 기능적 연결 패턴 기반 예측 모델에 관한 다른 연구에서는 주의 집중 능력 또한 개인의 고유한 기능적 연결 패턴으로 예측할 수 있음을 보여주었다(Rosenberg et al., 2015). 일정 시간 동안 주의 집중을 유지하는 능력은 간단한 감각 과제부터 복잡한 인지 과제까지 다양한 과제 수행에 필수적으로 요구되는 기본 인지 기능이다. 이 연구에서는 주의 집중 과제 수행 결과에 나타나는 개인차를 예측할 수 있는 기능적 네트워크를 특정하고, 이를 기반으로 주의 집중 능력 예측 모델을 개발하여 독립 표본의 주의력결핍과잉행동 장애 측정치를 성공적으로 예측하였다. 이러한 연구 결과는 휴지상태 또는 구조화된 과제 수행 중 얻은 기능적 연결 패턴이 각 개인의 고유한 뇌기능 구조 정보를 반영하며, 유동 지능, 주의 능력 등 다양한 인지 기능을 예측하는 데 활용될 수 있음을 시사한다.

2.3. 실생활 모사 과제(naturalistic task)

휴지상태의 데이터는 특별한 훈련이나 준비 없이 임상 집단을 포함한 다양한 연령대의 참가자로부터 쉽게 수집할 수 있으나, 행동 지표의 부재와 통제하기 어려운 여러 오염 변인의 영향으로 해석이 어려운 단점이 있다. 반면 구조화된 과제 수행 중 수집한 데이터는 각종 변인이 통제되고 구조화되어 단일 인지 기능을 매핑하는 데에 유리하지만, 과제가 단순하여 생태적 타당성이 떨어지고, 개인차를 보여주기 어려운 단점이 있다. 최근에는 이러한 단점을 극복하고, 기본적인 시각, 청각 등 감각 처리 과정부터 주의, 기억, 정서, 사회적 관계 추론 등의 고등 인지 과정까지 다양한 수준의 뇌인지 기능을 효과적으로 연구할 수 있는 실생활 모사 과제가 주목을 받기 시작하였다. 복잡하고 연속적인 자극에 대한 인지 경험을 연구하기 위해 서사가 있는 영화를 시청하거나 이야기를 듣고 있는 동안 뇌기능 영상 데이터를 수집하는 것이 그 대표적 예라 할 수 있다(Finn et al., 2019).

영화나 이야기 등의 복잡한 자극은 일반적으로 참가자 간 유사한 뇌 활성화 패턴을 유발하기 때문에(Hasson, Malach, & Heeger, 2010) 영화 시청 과제는 주로 참가자 간의 유사성을 연구하는 데 사용되었다. 그러나 최근 연구에서는 전전두엽의 활성화 패턴을 통해 영화 시청 중 개인의 정서적 경험을 예측할 수 있음을 보여주었고(Chang et al., 2018), 감정 경험, 유머, 도덕적 딜레마 상황에서의 판단 양상 등에서 비슷한 성향을 가진 사람들이 특정 뇌영역의 활동 패턴 간 상관 관계 역시 높은 것을 보여주었다(Nummenmaa et al., 2012; Jaaskelainen et al., 2016; Tei et al., 2019). 이러한 연구 결과는 풍부한 인지 정서 경험을 유도하는 영화 등의 복합 자극이 개인차 예측 연구에 유용하게 활용될 가능성을 열어 주었다. 그러나 이야기의 구조가 지나치게 뚜렷하거나 많은 사람에게 비슷한 감정 변화를 일으키는 경우, 영화를 시청하는 동안 뇌활동의 개인차가 감소할 수 있기 때문에 개인의 경험과 취향에 따라 다양한 해석이 가능한 영화를 사용하는 등 연구 목적에 따라 적절한 자극을 선택하는 것이 필요하다.

영화 시청은 우리가 실생활에서 경험하는 자극과 유사한 자극을 제공하여 이에 대한 자연스러운 인지 처리 과정을 유도하는 장점을 가지고 있지만 참가자의 의사 결정이나 행동을 필요로 하지 않는 수동적 과제라는 한계점이 있다. 이러한 한계점을 보완하기 위해 영화 시청 외에도 참가자가 자유롭게 본인의 생각과 기억에 대해 이야기하는 말하기, 특정 행동 목표를 달성하기 위한 전략을 세우고 이를 단계적으로 실행하는 비디오 게임 등 고차원 인지 기능을 탐구하기에 적합한 다양한 과제들을 고려할 수 있다. 실생활 모사 과제를 수행하기 위해서는 개별적인 인지 기능에 그치지 않고 여러 인지 기능을 동시에 통합적으로 사용하는 것이 필요하다(그림 2). 예를 들어 영화 시청의 경우, 시각, 청각 등 감각 기능뿐 아니라 이야기 구조와 맥락을 파악하기 위한 언어 및 기억, 등장 인물 간 상호작용을 이해하기 위한 사회 인지 기능의 활용이 수반된다. 말하기 과제에서는 감각 처리가 부수적인 역할을 하는 반면 여러 생각을 떠올리고 이를 이어나가는 과정에서 기억, 언어, 추론 등의 기능이 강조된다. 비디오 게임을 하며 외부 환경과 능동적으로 상호작용하는 동안에는 감각, 운동, 의사 결정, 추론, 기억, 사회, 정서 기능 등 우리가 가지고 있는 대부분의 지각 및 인지, 정서 기능을 사용하게 된다. 이렇듯 뇌기능 영상을 수집하는 동안 다양한 실생활 모사 과제를 사용할 경우, 실생활에서와 유사한 복합 인지 기능의 사용

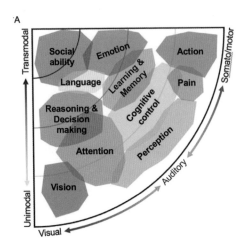

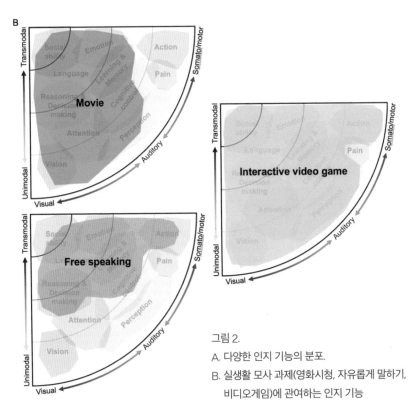

그림 2.

A. 다양한 인지 기능의 분포.

B. 실생활 모사 과제(영화시청, 자유롭게 말하기,
비디오게임)에 관여하는 인지 기능

을 효과적으로 유도할 수 있다.

3. 실생활 모사 과제의 필요성

3.1. 실생활 모사 환경에서 인지 과정 연구의 필요성

뇌과학 분야의 기존 연구들은 주로 통제된 실험실 환경에서 반복적으로 제시되는 단순한 자극에 대한 뇌신호 변화를 측정하고 분석함으로써 인지 정보처리에 관여하는 뇌신경 기제를 연구해왔다. 이를 통해 인지 기능의 주요 기본 원리를 밝혀내는 성과를 거두었으나, 실제 환경의 복잡도와 행동 맥락을 고려하지 않은 채 단순화한 자극의 특질에 대한 뇌신호 측정과 해석에 중점을 두어 실생활에서 외부환경과 능동적으로 상호작용하는 과정에서 다양하게 변화하는 뇌신경기제 규명에 한계를 보였다. 최근 연구는 외부 자극에 대한 뇌신경반응이 고정되어 있는 것이 아니라 개인의 주의 및 과제의 맥락 등 다양한 요인에 의해 변할 수 있음을 보여주고 있다(Kay et al., 2023).

뇌와 외부환경 간의 상호작용에 수반하는 다양한 인지 정보 처리 과정을 밝히고, 연구 결과를 실생활 인지 기능 향상에 적용하기 위해서는 단순한 실험실 자극과 과제를 넘어 생태적 타당도가 높은 실생활에 가까운 환경에서의 행동 및 뇌신경기제에 대한 연구가 필요하다. 최근 몇 년 동안, 통제된 실험실 자극과 과제뿐 아니라 일상생활에서 접할 수 있는 복잡하고 연속적인 자극을 사용한 연구가 시작되고 있고, 적절한 통제 하에 실생활 경험을 재현하기 위하여 다양한 시청각 자극을 이용한 가상 환경 기반 과제가 도입되고 있다. 동물 실험에서는 설치류 및 영장류를 대상으로, 동물이 실제 환경을 모사한 가상 환경에서 과제를 수행하거나, 자연 상태에서 자유롭게 움직이고 있는 동안 행동 및 뇌 활동을 대규모로 기록하고 분석하는 연구가 진행되고 있다(Parker et al., 2020; Stringer et al., 2019). 인간 대상 연구에서는 주로 실제 환경에서 경험하는 자극과 유사한 영화를 감상하거나(Hasson et al., 2010), 실생활을 모사한 가상 환경에서 동적인 정보를 제공하며 의사결정 및 실제 행동과 유사한 행위를 수행할 수 있는 게임 환경을 활용한 실험 패러다임(Ekstrom et al., 2003; Epstein et al., 2017, Mobbs et al., 2021)이 주목받고 있다.

실생활에서 일어나는 복합적인 인지 기능을 연구하기 위해서는 자연 상태에서 관찰되는 복잡한 행동을 유도하고, 외부환경과 실시간 상호작용에 기반한 뇌기능 영상 데이터를 수집할 수 있는 다양한 실생활 모사 과제의 개발이 필요하다. 이러한 실생활 모사 환경에서 진행하는 뇌기능 영상 실험 과제는 실제 생활에서 경험하는 사물, 인물, 시공간적 맥락, 환경 정보와 최대한 유사한 자극을 이용하는 방식과 개인이 행동 목표를 가지고 외부환경과 능동적으로 상호작용하는 과정을 유사하게 구성하는 방식으로 구현할 수 있다. 실생활 모사 환경에서 뇌와 외부환경 간의 상호작용에 대한 연구는 단순 자극에 대한 정해진 단일 인지처리 과정을 넘어 개인의 행동 목표, 의사결정, 주의, 기억, 사회적 상호작용 등 고차원적 인지 기능과 긴밀하게 영향을 주고받으며 변화하는 통합 인지 과정을 이해하고, 이에 기반하여 새로운 개인 뇌상태 예측 모델을 개발하는 데 기여할 수 있다.

3.2. 실생활 모사 과제와 디코딩 및 인코딩 모델

복잡한 위계적, 다차원적 신경회로로 구성된 뇌에서 다양한 정보가 처리되고 통합되는 원리를 이해하기 위해서는 특정 감각 및 인지 정보와 이를 처리하는 뇌영역을 연결하는 브레인 매핑 차원의 연구를 넘어, 정보처리 과정에 관여하는 뇌기능을 정량화할 수 있는 계산 모델의 개발이 필요하다. 최신 기계 학습 및 새로운 통계 방법 등 인공 지능 분야의 발전을 토대로 뇌인지 기능 연구에 활용 가능한 다양한 계산 모델의 개발이 이루어지고 있다. 예를 들어 다변량 패턴 분석에 근거한 기계 학습을 적용한 디코딩 모델을 이용하여 각 뇌 부위에 표상되는 정보의 내용을 보다 정밀하게 밝히고, 이를 통해 뇌기능 영상 데이터를 기반으로 참가자가 경험한 정보를 예측하는 것이 가능해졌다(Kamitani & Tong, 2005; Haynes & Ress, 2005). 뇌신호를 기반으로 참가자가 경험하는 정보를 예측하는 디코딩 모델뿐 아니라 자극의 시각, 청각 등 감각 특성, 언어 특성, 사회적 인지 요소 등 과제에 포함된 다양한 특성을 추출하여 모델에 사용할 정보(model feature)를 구성하고, 이 정보를 통해 뇌신호를 예측하는 인코딩 모델 역시 그 활용 범위를 넓혀가고 있다(Naselaris et al., 2011). 특히, 인코딩 모델은 다양한 상황에서의 뇌신호를 예측하고, 여러 모델 변수 간의 뇌신호 예측 설명력을 비교하거나 이러한 설명력의 개인차를 확인할 수 있는 유용한 접근법을 제공한다. 대규모 뇌영상 데이터 중 개인 내 반복 샘플링을 기반으로 한 정밀 뇌기능 영상 데이터는 개인 간 차이를 고려한 정교한 인코딩 및 디코딩 모델의 개발과 고도화에 중추적 역할을 할 것으로 기대된다.

실생활 모사 환경에서의 인지 기반 뇌신호에 대한 인코딩과 디코딩을 가능하게 하기 위해 필요한 계산 모델은 최신 기계 학습 및 딥러닝과 같은 인공 지능 분야의 발전과 함께 고도화되고 있으나 아직은 그 초기 단계라 할 수 있다. 실생활 모사 환경에서의 뇌인지 정보 처리 연구를 위해서는 실험 환경 및 패러다임의 구축과 함께 이로부터 수집되는 고차원 행동 데이터와 다중 뇌 부위로부터 얻은 대용량 데이터를 효율적으로 처리할 수 있는 분석 및 계산 모델 기술의 개발이 수반되어야 한다. 복잡한 다층적 인지 행동과 고차원 뇌기능 영상 데이터를 보다 세밀하게 밝히기 위해서는 새로운 분석 기술을 적용하여 정교한 뇌기능 계산 모델을 수립하는 연구가 필요하다.

기존의 일반적인 디코딩 모델은 주로 단독으로 제시된 감각 정보들이 서로 구분되는지를 판별하는 수준의 분류 과제가 주를 이루었다. 이러한 분류 과제는 뇌기능 영상 데이터를 기반으로 제시된 감각 정보의 구분이 가능한지 여부를 확인하는 데 사용할 수 있지만, 참가자가 경험한 세계가 어떠한 다양한 정보로 구성되어 있는지 밝히지 못하는 제한점이 있다. 제한된 종류의 감각 정보 간 변별을 위주로 하는 디코딩뿐만 아니라 신경생리학적 모델에 근거한 인코딩 방법이 사용되기 시작하면서 감각 정보 처리 기제에 대한 더욱 정교화된 계산 모델 기반 연구가 가능하게 되었다. 구체적으로 다양한 계산 모델 검증, 학습 과정에 포함되지 않은 새로운 정보에 대한 예측, 참가자가 경험한 자극의 재구성 등이 가능해졌다(Nishimoto et al., 2011; Naselaris et al., 2011). 더 나아가 딥러닝 분야에서는 다양한 생성 모델의 발전으로 뇌기능 영상 데이터를 기반으로 인간이 경험한 시각 자극을 구체적인 이미지로 재구성하는 데 성공하였다(Ozcelik & VanRullen, 2023). 예를 들어, 최근에는 변분 오토인코더(variational autoencoder)를 사용하여 입력된 이미지의 전체적인 틀과 관련된 특징을 추출하고, 확산 모델(diffusion model)을 이용하여 입력된 이미지를 보다 자세하고 명확한 이미지로 재구성하는 연구가 이루어졌다(Takagi & Nishimoto, 2022). 그러나, 이러한 연구 결과들은 주로 단순한 시각 이미지를 사용하거나, 복잡한 자극을 이용하더라도 한 가지 목표 대상만을 처리하는 한계를 가지고 있다. 실생활에서 인간이 경험하는 정보는 복잡한 시공간적 정보뿐만 아니라 타인의 얼굴, 정서 표정, 행위 등의 다양한 사회적인 정보와도 밀접하게 관련되어 있으므로 개인이 경험하는 지각 및 인지 과정의 정확한 해석을 위해서는 개인의 행동 특성, 인지 상태, 과제의 맥락, 시선위치 등 다양한 인지 및 행동 정보의 효과를 반영할 수 있는 디코딩 및 인코딩 모델의 개발이 필요하다.

3.3. 임상 집단에 적용 가능한 모델 개발

임상 집단의 인지 정보처리에 대한 연구 역시 대부분 실생활과 괴리가 있는 통제된 환경에서 반복적이고 단순한 자극들을 사용해 이루어지고 있다. 간단한 시각 자극에 대해 일정 시간마다 반복적인 반응을 해야 하는 실험 조건은 일상 생활에서 실시간으로 접하는 상황들과는 거리가 있다(Hasson & Honey, 2012). 따라서 임상 집단의 인지 처리과정의 증상과 원인을 이해하기 위해서는 임상 증상과 관련된 인지 특성을 규명하기에 적합한 실생활과 유사한 환경에서의 연구가 필요하다. 구체적으로, 임상 집단이 실제 생활에서 보이는 인지 기능에 나타나는 신경학적 차이를 포착할 수 있는 실시간 과제를 개발하여 변화하는 외부 자극에 반응하는 신경학적 기전을 이해하고, 이러한 처리과정이 의사 결정 및 행동에 어떻게 영향을 미치는지 연구하는 것이 필요하다. 이전 연구에서는 자폐스펙트럼장애, 주의력결핍과잉행동장애 등을 보이는 임상 집단이 지각 및 인지 처리 기능에서 정상 집단과 다른 점을 보여주었으나, 이에 대한 자세한 기저 원리는 아직 체계적으로 밝혀지지 않았다. 뇌기능 영상 데이터를 기반으로 이러한 뇌신경 질환의 기저에 대한 바이오마커를 찾아내는 것은 각 임상 증상의 정확한 진단 및 효과적인 치료에 기여할 수 있다.

임상 질환과 관련된 실제 행동을 설명하기 위해서는 인지 과정에서 나타나는 개인차가 행동에 미치는 영향을 이해하는 것이 필요하다. 이를 위해 현실적인 상황에서 행동을 관찰할 수 있는 실생활 모사 과제와 이러한 과제에서 발생하는 인지처리 과정과 행동과의 관련성을 설명할 수 있는 감각 정보 처리 및 의사 결정 과정에 대한 계산 모델 개발이 필요하다. 디코딩 모델을 사용하여 참가자가 경험한 감각 및 인지 정보를 재구성할 때(Nishimoto et al., 2011), 개인의 감각 세계가 어떻게 구성되는지, 즉 외부 환경에서 제시된 시청각 정보가 어떤 방식으로 인지되는지 이해할 수 있으며, 이를 통해 개인 간 및 정상 집단과 임상 집단 간의 차이를 밝히는 데 기여할 수 있다.

실생활 모사 환경에서의 인지 처리 과정에 대한 연구는 정상 집단뿐만 아니라 임상 집단의 특성을 연구하는 데 많은 이점을 가진다. 특히 어린 나이의 아동 및 청소년 참가자들의 뇌기능 영상 촬영은 MRI 기기 안에 장시간 머무르게 해야 하는 어려운 제약 조건을 가지고 있는데, 영화 시청 과제는 참가자들의 주의 집중력을 급격히 증가시키면서 이러한 한계점을(신체 제약으로 인한 불편함으로 실험 중도 포기, 과도한 머리 움직임 등) 극복하는 데 큰 도움을 주고 있다. 실생활 모사 과제는 뇌기능 영상 촬영 환경에서 머리 움직임을 최소화할 수 있으며 주의 집중력을 유지하는 데 도움이 되어 유아나 임상 집단에서 수집된 데이터의 질을 향상시킬 수 있다(Vanderwal et al., 2015). 또한 국내외 여러 연구소에서 실험을 진행하고 획득한 데이터를 통합할 때, 실생활 모사 과제를 사용하여 수집된 데이터는 데이터 간에 공통으로 나타나는 강건한 뇌 활성화 패턴을 식별할 수 있는 장점이 있다(Byrge et al., 2022).

4. 결론

대규모 뇌기능 영상 데이터는 이 장에서 주로 소개한 성인 집단의 데이터뿐 아니라 유아기, 청소년기, 노년기 등 생애 전주기에 따른 뇌기능 구조의 변화를 연구하는 데에도 활용될 수 있다(Meunier et al., 2009). 생애 주기에 걸친 개인 별 정밀 뇌기능 영상 데이터가 확보된다면 발달과 노화 과정에서 어떻게 뇌인지 기능이 변화하는지에 대한 계산 모델 개발이 가능해질 것이다. 이처럼 대규모 정밀 뇌기능 영상 데이터를 활용하여 개인의 인지 및 행동을 더 깊이 이해하려는 시도는 실생활 모사 과제를 포함한 다양한 인지 과제의 개발과 더불어 뇌기능 영상이 맞춤형 교육과 의료에 사용될 가능성을 열어줄 것으로 기대된다(Castellanos et al., 2013; Kelly et al., 2012).

계산정신의학 방법론

/

홍석준, PhD,
성균관대학교 지능형정밀헬스케어융합전공

한 문장 요약

인지계산신경과학과 정신의학이 결합하여 여러 뇌질환의 행동 증상 메커니즘을 수학적으로 모델링하는 정밀의료 계산정신의학의 정의와 분류, 분석 방법에 대해 사례를 통해 간략히 알아보고자 한다.

계산정신의학은 최근 급격히 발전하고 있는 생물학, 뇌 과학, 컴퓨터 과학, 정신의학 등의 여러 분야가 합쳐져, 현대사회에서 심각한 문제로 대두되고 있는 정신질환, 특별히 아동이나 청소년들과 같은 발달하는 뇌·마음에 있어서 계산적인 인지기능 메커니즘을 연구하고, 더 나아가 행동이나 유전적 측면에서 병리해결방안을 제시하는 것이 최종 목표인 신생학문분야이다. 이번 챕터에서는 이 계산정신의학의 정의와 방법론, 그리고 사례를 통한 유용성 등에 대해 설명하고 앞으로 어떤 잠재성을 가지고 있는지에 대해 서술하고자 한다. 특별히 뇌과학에서 중요하게 다루는 4가지 계산 분석 관점 – 드리트프 확산 모델, 베이지안 뇌, 강화학습, 신경망 회로 모델을 중심으로 설명하면서 어떻게 하나 하나의 중요 인지기능들에 대한 메커니즘이 정신의학과 어우러져 발달 뇌 질환 장애의 진단 및 예후 예측을 가능하게 하는지 예시를 통해 보여주고자 한다. 현대 인공지능과 함께 필연적으로 발전하게 된 계산정신의학은 중장기적으로 우리 정신건강 보건에 있어 매우 중요한 의학 도구로 진화하게 될 것이며, 그에 따라 국가적 차원의 연구 시스템이 시급히 마련되어야 하는 실정이다.

1. 계산과학과 정신의학의 만남

1.1. 현대 정신의학계의 이슈

현대 정신의학은 과거 반세기 동안 꾸준히 임상진단과 치료에서 발전을 거듭해왔으나, 그 방향이 항상 장밋빛 미래만 보여주고 있지는 않다. 실제로 최근 생물학과 의공학의 눈부신 발전에 의해, 다양한 정신질환의 기작(mechanism)에 대해 이해도가 예전에 비해 훨씬 좋아진 반면, 또 한편으로는 역설적으로 그 기작의 복잡도(complexity)가 베일을 벗으면서 현재 기술로서는 해결하기 힘든, 전에 안 보이던 근본적 연구 한계점들도 같이 드러난 것이다. 예컨대, 정신질환과 관련된 수많은 유전자들로부터 환자 행동에 이르기까지의 복잡한 생물학적 실타래를 본질적으로 풀기 힘들 수 있다는 점(Sestan and State 2018), 뇌 질환들이 보이는 "개인간 이질성"(individual heterogeneity) 기저에 깔려 있는 생물학적 근원이 불명확하다는 점(Lombardo, Lai, and Baron-Cohen 2019), 동시에 역으로 서로 다른 진단명의 뇌 질환들간 공통된 병리적 특징, 즉 "동반이환성"(comorbidity)이 보인다는 점(Uher and Zwicker 2017) 등이 현재 필드가 풀지 못하고 있는 난제인데, 이를 위해 최근 다양한 계산 접근법들이 제안되고 있다. 소위 빅데이터 기반의 정밀의료(big data-driven precision medicine)가 대표적인 움직임인데, 대규모 샘플로부터 얻은 유전체, 뇌 영상 및 행동 데이터들의 다중 모달 관계를 비교사 학습(unsupervised learning)으로 분석하고 데이터가 말해주는 패턴들을 파악함으로써, 이전에는 발견하지 못했던, 숨어 있는 병리적 인자(hidden pathological factors)를 규명하기 시작한 것이다.

이러한 발전에도 불구하고 데이터 기반의 현대 정신의학이 아직 제대로 답을 하지 못하고 있는 한 가지 질문이 있는데, 그것은 바로 "과연 우리 뇌의 생물학적 기저로부터 의학적으로 문제가 되는 행동증상(symptomatology)이 어떤 원리로 발생하는가?", 즉 뇌—증상 발현 메커니즘이다. 실제로, 생물학(biology)과 동물행동학(ethology) 연구는 지난 수십 년간 독립적으로 자신들만의 관점과 방법을 구축한데 반해(e.g. 생물학은 유전체나 신경회로의 기능적/구조적 원리를 탐구해온 반면, 행동 연구는 지각이나 의사결정의 패턴과 반응속도 등을 측정함으로써 동물의 의도나 계산적 메커니즘을 이해하고자 함), 이 두 도메인 사이에서 벌어지는 인과적 발현에 대해서는 상대적으로 관심이 적었다. 이는 주어진 생물학적 기저가 어떤 원리의 자기 조직화(self-organizing) 프로세스를 거쳐 특정 인지현상으로 창발 하는지에 대한 계산 메커니즘적 사고방식이 이전에 부족했다는 점에 기인하며, 이에 대한 인식과 더불어 소위 '인지계산신경과학(cognitive computational neuroscience)'과 같은 새로운 융합학문의 필요성이 최근 많이 부각(Kriegeskorte and Douglas 2018)되고 있는 상황이다.

1.2. 정신의학과 인지계산신경과학의 융합

정신의학에서 인지계산신경과학의 역할은 무엇인가? 비단 현재 계산적 접근법이 아무리 발전했다 하더라도, 유전자부터 시작해 단백질-세포-신경회로-뇌시스템-인지심리-행동 생태학에 이르는 장대한 통섭적 생물학 체인(integrated biological chain)을 모두 커버하며 설명할 수는 없다. 그럼에도 불구하고 최근 인지계산신경과학의 렌즈가 정신의학 연구자들의 눈에 장착됨에 따라, 이전까지는 환자군의 생물학적 차이만 조사하는 '현상학적 수준'(phenomenological level)의 연구에 머물러 있었다면, 이제는 실제 행동적 증상들이 생물학적 기저부터 어떻게 유도될 수 있는지에 대한 '설명가능한'(explainable) 연구가 시작된 것이다. 일명 '계산정신의학(computational psychiatry)'이라고 불리는 이 접근법들은 길게 잡아야 최근 10년 전부터 연구자들이 그 중요성을 깨닫기 시작한, 상당히 최신 연구 방법론(Q. J. M. Huys, Maia, and Frank 2016)이며 현재 전 세계적으로 의학계에서 새로운 연구 트렌드를 형성하고 있다. 아쉽게도, 이런 거시적인 흐름에 비교해 한국은 아직 소규모 개척형 연구자들 안에서만 논의가 이루어지고 있는 걸음마 수준이어서, 관련 학문지식에 대한 저변 확대가 매우 시급한 상황이다.

한편, 이러한 배경 때문에 계산정신의학은 상당 부분 인지계산신경과학에서 제안된 관점과 방법론에 그 태생적 뿌리를 두고 있다. 물론 인지계산신경과학의 범주가 더 포괄적이기 때문에 그들의 개념과 관점이 아직 정신의학 쪽으로 모두 넘어와 있지는 않으나, 대표적인 이론들은 이미 여러 정신장애들을 설명하는 데 있어 매우 중요한 계산 메커니즘으로 필드에서 자리 잡았으며, 그에 따라 임상진단이나 행동치료에 있어 거시적인 길라잡이 역할을 하고 있다. 이번 섹션에서는 이러한 인지계산신경과학 이론들 중 정신의학에서 유용하게 차용되는 개념들을 미리 소개하고자 한다. 더 구체적인, 각각의 방법론은 다음 장에서 다룰 예정이며, 이와 함께 이들이 주요 발달장애, 예컨대 자폐, 조현병, 우울증 등에서 기작을 설명하는 데 어떤 식으로 사용되고 있는지 대표적 연구사례를 들어보고자 한다.

1.3. 주요 계산정신의학 이론

인지계산신경과학은 대표적으로 두가지 학문 분야 – 즉 동물/인간의 하위레벨부터 고등 인지기능까지 전반적인 지능 주제들을 다루는 인지신경심리학(cognitive neuropsychology)과 그 인지기능들의 계산 메커니즘을 알고리즘 그리고 생물리학적(biophysical) 레벨에서 연구하는 계산신경과학 – 이 융합된 분야이다. 내용이 방대한 만큼 다양한 방식의 분류(taxonomy)가 가능한데, 초보자를 위해 먼저 인지 신경과학에서 유래된 David Marr의 '분석의 3단계[1]'를 차용해, 개괄적인 소개를 하고자 한

<hr />

1 20세기 후반의 대표적 인지신경과학자인David Marr는 시각 정보 처리에 대한 근본적인 이해를 위해 "Marr의 3단계 분석"이라는 프레임워크를 제안함. 그의 접근 방식은 1) 계산 이론, 2) 알고리즘, 3) 하드웨어 구현의 세 단계를 통해 정보 처리 시스템을 분석하는 방식임. 1) 계산 이론(Computational Theory): 이 단계에서는 문제 자체와 그 문제를 해결하기 위해 필요한 일반적인 원칙을 정의함. 즉, 무엇을 계산해야 하는지와 왜 그렇게 해야 하는지에 대한 질문을 물어보는 단계임. 2) 표현과 알고리즘(Representation and Algorithm): 이 단계에서는 문제를 효과적으로 해결하기 위한 구체적인 표현과 알고리즘을 정의함. 무엇을 입력으로 받고, 어떤 과정을 거쳐서, 어떤 결과를 출력하는지에 대한 절차를 포함함. 3) 하드웨어 구현 (Hardware Implementation): 마지막으로, 이 단계에서는 알고리즘과 계산이 실제로 어떤 물리적 시스템에 의해 구현되는지를 살펴봄. 이는 생물학적 뇌나 컴퓨터 하드웨어와 같은 특정 물리적 현실에서 알고리즘이 어떻게 동작하는지를 이해하는 단계임. Marr의 3단계 분석은 인지과학과 인공지능 연구에서 널리 적

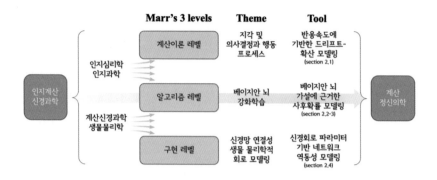

그림 1. 계산정신의학을 바라보는 Marr의 분석 3단계

다(그림 1).

1) 계산 이론(computation) 레벨:

이 레벨은 Marr의 분석 단계에서 가장 도입부로서 인지계산신경과학의 관심주제를 실험·검증이 가능한 문제(falsifiability)로 재정의하고, 개괄적인 기작을 추상화하는 단계이다. 많은 계산 관점들이 있지만, 인지계산신경과학에서는 인간의 인지기능을 주요하게: i) 지각 프로세스(perception; 우리가 어떻게 외부 세상을 감각하고 해석하는가?)와 ii) 의사결정과 행동 프로세스(decision making & action; 우리가 어떠한 것에 가치를 두고 목표로 삼아 최적화된 행동을 선택하고 실제로 수행하는가?)로 나누고 있다(Fuster 2004). 이 두 가지 기능에 의하면, "인간은 끊임없는 지각 과정을 통해 현재 목표(goal)에 관련된 감각 증거들을 축적하고 문제해결에 필요한 인과관계

⟡⟡⟡⟡⟡⟡⟡⟡⟡⟡⟡⟡⟡

용되고 있으며, 이를 통해 복잡한 문제를 이해하고 해결하는 데 도움을 줄 수 있는, 통합적인 접근 방식을 제공함.

나 개념적 관계 이해를 모색하며, 이를 통해 최적화된 행동 프로세스를 선택 및 수행하는 합리적인 에이전트"이다. 다만 이 목적을 위해 구체적인 알고리즘을 제안하는 레벨은 아니며, 이 단계에서 실험설계나 분석법을 취한다 하더라도 대부분은 지각과 행동에 관련된, 변인 조작 심리물리(psychophysics) 실험의 형태를 취한다. 섹션 2.1에서는 이 단계에서 사용할 수 있는, 반응속도 측정기반의 '드리프트—확산 모델(drift-diffusion model)(Ratcliff 1978)'에 대해 자세히 기술하고 계산정신의학에서의 가치에 대해 논의하고자 한다.

2) 알고리즘(algorithm) 레벨:

다음은 계산 레벨에서 정의된 문제와 추상적 기작을 실제 계산 모델로 알고리즘화시키는 레벨이다. 사실 인지계산신경과학의 많은 이론들이 이 레벨에 위치하며, 대표적으로는 지각과 컨트롤 프로세스를 일종의 추론 문제(숨어 있는 지각의 원인 [cause]이나 앞으로 수행해야 하는 행동 [action]을 추론한다는 의미)로 바라보는 '베이지안 뇌(Bayesian brain)' 관점("Bayesian Brain" 2021)(섹션 2.2)과 보상 및 가치평가와 행동정책을 수학적으로 체계화하여 풀어내는 '강화학습(Reinforcement learning)' 관점(Botvinick et al. 2019)(섹션 2.3)이 존재한다. 이렇게 추상적 인지과정을 수학적으로 치환시켜 바라보는 알고리즘 레벨은 정성적 묘사에서 벗어나 해당 인지기능의 핵심적 요소를 정량적으로 측정하고 그 패턴을 해석하는 데 매우 중요한 도구를 제공한다. 첫번째 계산 이론 레벨과 비슷하게 심리물리학적 방식과 결합하여 사용되는 경우도 있으며, 최근은 조금 더 나아가 뇌 신경 신호와 비교하여 알고리즘의 타당성을 검증하기도 한다.

3) 구현(implementation) 레벨:

문제 정의와 이에 대한 알고리즘화가 끝나면 마지막으로 그 알고리즘을 실체화 하여 우리 뇌 수준의 물리적 검증을 가능케 하는 구현 레벨이 남아 있다. 이를테면 위에서 언급한 베이지안 뇌나 강화학습의 원리가 어떻게 우리 뇌의 피질−피질하부(cortex-subcortex)에 신경망(neural network) 또는 연결성(connectivity)의 형태(시냅스와 세포레벨의 모델링)로 구현될 수 있는가에 대한 고민이며, 이러한 생물리학적 모델을 제공함으로써 인지계산신경과학의 개념 실체화가 완성된다. 본 챕터에서는 이 레벨을 구체적으로 설명하기 위해 섹션 2.4에서 생물리학적 신경망 모델(biophysical network model)에 대해 설명하고, 이들 접근법의 임상적 가치에 관해 구체적 사례를 들어 설명하고자 한다.

2. 계산정신의학 방법론

2.1. 드리프트-확산 모델

Drift—Diffusion Model(DDM)은 의사결정 과정을 모델링하는 데 주로 사용되는 분석 방식(Shinn, Lam, and Murray 2020)으로, 에이전트에게 선택 과제(e.g., 두가지 조건 중 하나를 고르는 의사결정 문제)가 주어졌을 때, 이를 어떻게 결정을 하는가, 감각·지각 증거 누적은 어떠한 과정을 거쳐 의사결정에 영향을 미치는가 등의 일련의 인지과정을 무선 변인(random variables)화시켜 정량적 기술을 하는 방식이다.

DDM의 구성 변인은 다음과 같이(그림 2참고)(Vinding et al. 2021):

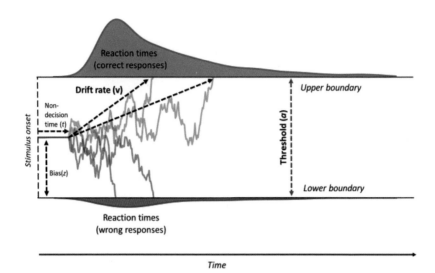

그림 2. 드리프트-확산 모델 모식도(Vinding et al., 2021)

1) Drift Rate(드리프트 율):

이 변인은 두 가지 선택 조건(e.g., 불확실하지만 짧은 단축 길을 선택할 것인가? 아니면 확실하지만 우회 길을 선택할 것인가?) 중 하나의 옵션을 결정을 하기 위해 에이전트가 증거를 얼마나 빨리 모으는가?, 즉, '증거누적 속도'를 나타낸다. 이 속도가 높을수록, 해당 선택에 대한 증거가 빠르게 축적되고 그에 따라 의사결정이 빠르게 이루어짐을 의미한다. 이 속도에 영향을 미치는 변인이나 인지심리학적 요소는 여러 가지가 있지만, 그 중 대표적인 것은 에이전트의 정보처리속도, 선택적 주의(selective attention)의 양적/질적 강도, 축적된 증거에 기반한 신뢰도 또는 불확실성(uncertainty), 그리고 증거들의 신호 대 잡음비율(signal-to-ratio) 등이 있다. 다시 말해, drift rate을 측정함으로써, 개인의 인지능력, 주의, 신뢰도 및 정보처리

속도 등을 직간접적으로 측량할 수 있는 것이다.

2) Decision Threshold(결정 임계치):

두 가지 결정 경계 사이의 거리를 의미하는데, 이는 결정을 내리기 위해 필요한 증거의 양을 반영하며, 경계가 멀수록(또는 가까울수록) 더 많은 (또는 적은) 증거가 필요하다. 경계 임계치에 영향을 미치는 요소에는 응답 편향(response bias; 개인의 특정 선택에 관한 선호도), 신중함(caution; 개인의 의사결정에 관련된 특성으로서, 특정 증거를 신뢰하거나 가중치를 주는 정도를 의미), 시간적 압박(time pressure; 선택과제에서 시간의 가치), 불확실성(uncertainty; 선택에 관한 확실성 또는 증거의 해상도에 관련된 개인의 믿음) 등이 있다.

3) Bias 또는 Starting point(편향 또는 시작점):

결정 경계를 나타내는 축에서 초기에 어디서 시작하는지를 나타내는 값으로, 이 값이 두개 중 하나의 결정 경계에 더 가까울수록, 그 방향의 결정을 더 빨리 내릴 가능성이 높아짐을 의미한다. 위 결정 임계치에서 설명한 응답편향이나 특정 선택지에 대한 개인의 불확실성 등이 시작점을 결정하는 핵심 요소이다.

4) Non-decision Time(비결정 시간):

이는 의사결정과 관련이 없는 프로세스에 소요되는 시간을 말하는 것으로, 예를 들어 자극을 인식하고 반응하는 데 필요한 '지각(perception)' 시간 등이 여기에 포함된다.

5) Noise(잡음):

결정 과정에 포함된 무작위성으로서 증거 누적 과정의 변동성을 나타낸다.

그림 2에서 볼 수 있듯이, DDM은 우리의 의사결정(주로 지각에 기반한 선택과제) 프로세스를 그 과정(i.e. 시간)에 따라, 위에서 설명한 5–6가지 구성 변인들을 중심으로 정량적 기술을 할 수 있도록 도와준다. 예를 들어, 끊임없이 들어오는 감각 정보가 주어진 과제에 매우 관련되고 합당한 증거들을 제시하면 선택을 위한 drift rate은 올라가게 되고, 결정 임계치도 상대적으로 짧게 형성될 수밖에 없다. 행동주최가 가지고 있는 편향성이나 잡음성도 이러한 의사결정에 중요한 영향을 끼치게 된다. 우리 뇌에 어떠한 임상적 조건이 생겨 이런 지각–의사결정에 관련된 신경회로가 문제가 생기게 되면 위 구성 변인을 측정해 심리물리학적 비정상성을 검출해내는 것이 계산정신의학에서의 DDM이 할 수 있는 역할이다.

최근 DDM을 이용해 정신의학 조건을 조사한 연구들이 많은데, 그 중 자폐 스펙트럼 장애와 조현병 환자들의 경우, 어떤 과제를 수행할 때 그것을 빨리 수행하기 위해 속도에만 우선을 두기보다는 정확성에 더 초점을 맞추는 것으로 밝혀졌다(Pirrone et al. 2017; Moustafa et al. 2015). 이는 두 조건 모두 결정 임계치가 상대적으로 높다는 것을 의미하지만, 흥미롭게도, 조현병의 경우 그에 따라 실제 과제 처리속도가 늦은 반면, 자폐는 크게 영향을 받지 않는 것(누적증거는 더 필요로 하긴 하나 그만큼 의사결정속도도 빨라져서 궁극적으로 총 과제 시간은 변하지 않음)으로 보고가되었다. 한 가지 주목할 것은 조현병 연구에서 밝혀진 증가한 처리속도가 단순히 정보처리 기능의 손상 때문이 아니라, 의사결정에 직접적으로 연관이 없는 감각 인코딩 시간이나 모터 준비시간이 늘어난 이유가 더 컸으며, 이는 조현병 연구에 있어서 보상/처벌 연구에 있어 감각·지각부터 강화학습에 이르기까지 다양한 요소들을 고려해야 함을 반증한다.

이와 같이, DDM은 정신의학에 있어서 행동증상의 여러 심리적/인지적 기능의 차이를 정량화하고, 그 병리적 프로세스를 정량화하는 데 주요 매개변수들을 제공한다. 뿐만 아니라, 정신질환의 치료 반응을 예측하거나 임상적 중재(intervention)를 최적화하는 데도 수치적 자료를 제공할 수 있다. 예를 들어, 약물 치료가 drift rate을 변화시키는 효과가 있다면, 이를 통해 치료 반응을 예측하거나 효과를 모니터링할 수 있는 것이다. 이와 같이 DDM은 계산정신의학에서 심리병리학적 질환을 이해하거나 치료를 도모하는 데 매우 중요한 정략적 수단을 제공함으로써 그 임상적 유용가치가 크다고 할 수 있다.

2.2. 베이지안 뇌 모델

Bayesian Brain Model은 지속적으로 들어오는 감각 정보를 우리 뇌가 학습하여 외부세계에 대한 모델을 구축하고 이를 기반삼아 다시 새로운 감각 정보를 해석한다는 '확률적 추론(probabilistic inference)' 관점의 인지신경과학 분야의 대표이론이다. 이 이론에 따르면, 우리 뇌가 이전부터 축적된 사전정보(prior)와 새로운 감각 데이터(likelihood)를 조합하여 현재 상황에 대해 가장 '그럴듯한' 이해와 설명(posterior)을 도출한다고 말한다.

이 모델을 구성하는 요소를 설명하면(그림 3A 참조)(Schneebeli et al. 2022),

1) 사전 확률(Prior Belief):

Bayesian 모델에서, 우리의 뇌는 경험을 통해 사전 확률을 형성하는 데 이는 과거경험에서 나온 기대치, 세상에 대한 이해, 기억되어진 사건의 문맥 등 개체가 학습한 모든 사전 지식체계의 신경학적 표상을 의미한다. 예를 들어, "손에 있던 사과를 놓으면 땅으로 떨어진다"는 지식이 우리 뇌에 기억되어 물리적 상식(common sense)으로 표상된 것이 바로 이 사전확률이다.

2) 우도(Likelihood):

우리는 시시각각 새로운 데이터나 정보를 감각기관을 통해 받아들이는데, 이를 현재 사전지식을 기반으로 얼마나 그럴듯한(벌어질 만한) 감각정보인지를 측정하여 그 정도를 확률적으로 표현한 것이 바로 '우도'이다. 예를 들어, 사과가 공중에 떠 있음을 관찰했다고 하면, 이는 보통의 경우 나의 물리적 상식에 매우 반하는, 벌어지기 힘든 현상으로 지각하게 되지만, 만약 내가 우주에 있는 상황(문맥)이라면 사과가 공중에 떠 있는 이 현상은 매우 그럴듯한 정보가 되는 것이다. 이와 같이 문맥상황과 사전지식에 따라 변화하는 감각정보 관찰확률이 바로 우도이다.

3) 사후 확률(Posterior Belief):

Bayesian 모델의 핵심은 위에서 설명한 사전 확률과 우도를 조합하여 새로운 이해(사후 확률)를 형성한다는 것이다. 인지신경과학에서 중요하게 다루는 '지각(perception)'과 가장 밀접하게 관련이 있는 이 개념은 우

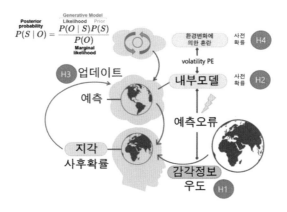

A. 베이지안 뇌 모델

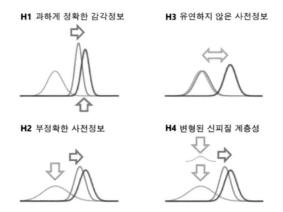

B. 자폐에서의 베이지안 뇌 가설

H1 과하게 정확한 감각정보

H3 유연하지 않은 사전정보

H2 부정확한 사전정보

H4 변형된 신피질 계층성

그림 3. Bayesian Brain Model과 자폐에서의 가설(Schneebeli M, et al. 2022, Medrxiv)

리 뇌가 새롭게 들어오는 정보를 통합하는 것뿐만 아니라, 필요하면 사전 확률도 업데이트할 수 있는 메커니즘도 가지고 있다. 예를 들어 사과가 공중에 떠 있을 수도 있다는 새로운 감각 정보를 지속적으로 받게 되면(우리가 우주에 있다고 가정했을 때!), 우리 뇌는 사과가 땅으로 떨어지는, 지극히 상식적인 기존 이해로부터 모델 변경을 하여 '떠 있는 사과'에 대한 사전시직을 형성하여 세상을 더 정확하게 표상할 수 있는 것이다.

4) 예측 오류(Prediction Error):

우리의 예측(사전 확률로부터 역으로 재구성된 감각정보)과 실제로 관측된 결과(우도) 사이의 차이를 예측 오류라고 하는데, 이는 Bayesian 모델에서 시간을 거쳐 지속적으로 최소화해야 하는, 그래서 나의 내부모델과 외부환경이 서로 점점 닮도록 만드는 핵심 통계치이다. 즉, 사과가 공중에 떠 있다는 것을 지속적으로 관찰하면, 이는 우리의 예측(사과가 땅으로 떨어질 것이라는)과 다르므로 예측 오류가 계속 발생하게 되는데, 이에 대응하기 위해 우리 뇌는 사전 확률을 업데이트("사과는 경우에 따라서 공중에 떠 있을 수 있다")하여, 오차를 최소화하고 미래의 예측을 더 정확하게 만드는 것이다.

5) 확신도(Precision):

Bayesian model에서 사전확률, 우도, 사후확률을 통계적으로 표현하는 데 있어 주로 Gaussian distribution으로 모델링하는데, 확신도란 이 distribution식에 등장하는 분산의 역수를 말한다. 즉 분산이 높을 때는 낮은 확신도를 의미하고 분산이 낮을 때는 높은 확신도를 의미한다. 신경 과학적 관점에서 이 값은 우리 뇌가 예측오차를 계산할 때 얼마나 확신하는지를 나타낸다. 예를 들어 우리가 방 안에서 테이블 위에 있는 물체를 바라볼 때, 뇌는 각각의 센서 정보(예를 들어 시각, 청각, 촉각 등)

에 대한 불확실성과 정확성을 추정하는데, 이때 이러한 각각의 센서 정보들에 대한 확신도가 높다면, 우리 뇌는 해당 정보에 대해 더 많은 확신을 가질 수 있다. 이에 따라 우리의 인식과 행동은 확신도가 높은 정보를 더 우선시하게 된다.

이와 같이 Bayesian model에 따르면, 우리 뇌는 감각정보를 받아들여 예측정보와 비교하고 만약 그 둘 간의 차이가 적으면(예측을 잘 하면) 그 예측을 가능케 하는 사전기억은 더 공고화되는 것이며, 만약 그렇지 않고 예측 오류가 크면(그리고 이 값이 시간을 거쳐 지속적으로 크게 유지가 되면) 이를 최소화하기 위해 우리 뇌의 내부모델을 업데이트하는, 일명 '감각 지각-예측오류 계산-학습'의 순환과정을 거치게 된다. 중요한 점은 Bayesian model에서는 '감각지각 및 예측오류 계산'의 단계가 우리 뇌의 신피질(neocortex)에서 일어나는 bottom-up forward processing(감각 지각)과 top-down feedback processing(예측오류 계산)에 각각 대응된다는 것이며, 이 점은 Bayesian model이 우리 인지기능의 전반을 설명하는 데 있어 단순히 알고리즘 레벨의 메커니즘을 설명하는 데 그치는 것이 아니라 생물학적으로도 구현 가능한, 현실성 있는 모델임을 반증하는 것이다. 이러한 확장성 때문에 계산인지신경과학의 많은 이론들이 이 모델로부터 파생되었으며, 계산정신의학에서도 많은 연구에서 차용되고 있다.

실제로 자폐 스펙트럼 장애나 조현병은 대표적으로 그 행동발현 기제가 Bayesian model로 많이 설명되고 있는 정신질환 조건이며, 더 흥미로운 점은 이 모델의 통합적 설명력에 의해 두 정신 조건이 하나의 관점으로 설명이 됨으로써 발달장애에 관한 우리의 이해도를 한층 끌어올리는 역할을 하였다. 본 섹션에서는 내용의 단순성을 위해 자폐에 대한 Bayesian modeling사례를 자세히 다루고자 한다. 과거(Pellicano and Burr 2012; Schneebeli et al. 2022)의 연구에 따르면, 자폐의 경우는 인지신경 과학 관점에서는 감각정보의 과해석(overemphasis)이 주요 원인으로 언급 한다. 이는 정상 발달 군의 경우 감각정보를 처리할 때 적절한 확신을 가지고 사전확률과 조합하여 생존이나 사회적 상호작용을 잘 할 수 있 는 사후확률(지각 프로세스)를 계산하는데 반해, 감각정보를 과해석하는 자폐의 경우, 사후확률의 계산이 우도 값에 너무 치우쳐짐으로써 사전 확률이 제대로 역할을 못하고 그에 따라 상호작용할 수 있는 인지 기능 들이 떨어질 수 있음을 제시하는 것이다. Bayesian model은 이러한 감 각정보 과해석의 경우 4가지 서로 다른 시나리오를 제공한다(Schneebeli et al. 2022).

1) 과하게 정확한 감각정보(over-precise sensory input; 그림 3B H1):
신경생물학적 원인에 의해 자폐아의 뇌 속 감각채널들이 비정상적으 로 외부세상 정보를 있는 그대로 받아들이는 경우를 말하는데, 일면 생 각해보면 이렇게 더 정확한 외부세상 정보가 도움이 될 것 같은데, 이 시나리오는 이렇게 과하게 정확한 감각정보가 되려 문제가 되는 가능 성을 제시한다. 더 정확하게 얘기하면, 정확한 감각정보가 문제된다기 보다는, 너무 정확한 감각정보 때문에 확신이 급격하게 올라가고 그렇 게 되면서 오히려 나의 사전정보에는 의존하지 않는 상황이 문제가 될 수 있음을 말하는 것이다.

2) 부정확한 사전정보(imprecise priors; 그림 3B H2):
이 시나리오는 바로 위 상황과 정반대로 감각정보 처리는 문제가 없는데 오히려 사전정보가 부정확함으로써 확신도가 떨어지고, 그러면서 다시 감각정보를 과해석하게 되는 현상을 상정한 가설이다.

3) 유연하지 않은 사전 정보(inflexible prior; 그림 3B H3):

이 시나리오는 사전정보 획득과 확신성에 대해선 문제가 없는데 이 사전 정보가 너무 공고히 자리를 잡아서 예측오류가 커서 사전정보 시스템을 변경 또는 업데이트 하려 해도 유연하게 잘 바뀌지 않는 상황을 말한다. 사전정보가 유연하지 않다 보니 인지기능의 주체는 다시 감각 정보에 의존할 수밖에 없는데, 실제로 이 가설은 감각통합과제에 있어서 자폐아들이 사전정보 업데이트가 어렵다는 증거들을 기반으로 만들어졌다.

4) 변형된 신피질 계층성(altered hierarchy; 그림 3B H4):

위에서 잠시 언급한 바와 같이 Bayesian model은 bottom-up feedforward 흐름과 top-down feedback 흐름이 정보처리의 큰 뼈대인데, 사실은 이러한 구조가 하나의 신경망 레이어로만 있을 수도 있지만 여러 레이어, 즉 심층신경망으로 구성되어 그 레이들 간 feedforward와 feedback들이 Bayesian computation을 가능하게 하는 것이다. 그러면서 윗 단(higher layer)의 레이어로부터의 사전정보가 층들을 따라 내려오면서 좀 더 구체적인 정보로 변화되고 그러면서 밑 단(lower layer)에서 올라오는 감각정보와 적절한 계산 레벨에서 만나게 되는 것이다. 여기서 변경된 계층성이란, 상위 레이어의 사전정보 처리 시스템이 하위 감각정보 처리 시스템에 비해 더 많은 병리적 영향을 받은 경우를 일컫는 것이고, 이 시나리오에서 쉽게 상상할 수 있는 결과는 바로 불안정한 사전정보로 인해 치우쳐진 감각정보로의 의존인 것이다.

(Schneebeli et al. 2022)연구에서는 심리물리학적 실험을 통해 자폐가 부정확한 사전정보와 변경된 신피질 계층성에 의해 영향을 더 받을 수 있음을 밝혔으나, 아직 정확히 어떻게 그리고 왜 이러한 '감각정보 과해석'이 실제로 자폐에서 문제가 되는지는 후속 연구가 필요한 실정이다.

2.3. 강화학습 모델

Bayesian model이 지각(perception)에 관한 normative 이론을 제공했다면, 인간의 의사 결정과 행동 선택에 있어서는 대체로 강화학습(reinforcement learning)이라는 관점이 지배적으로 사용되어 왔다[2]. 최근 인공지능이 혁신을 일으키며 컴퓨터 과학 분야의 강화학습 알고리즘들이 대중의 관심을 한껏 받고 있지만, 실제로 이 학습의 원천은 인간 행동의 근원에는 보상이 있다고 주장하는 심리학의 강화학습에서 유래된 것이다. 이 동기가 궁극적으로 어떤 곳에서 오는가에 대한 심오한 철학적 질문(e.g., 돈과 같은 외부보상 또는 생존과 같은 내부욕구?)(Juechems and Summerfield 2019)은 차치하고라도 동기가 없는 동물의 행동은 찾아보기 힘들다는 측면에서 동기부여와 보상은 우리 행동을 결정하는 데 있어 매우 핵심

○○○○○○○○○○○○○○○

2 Bayesian model이 의사결정과 행동선택에 관해 설명력이 없는 것은 아님. 실제로Milledge B, et al.(2020) 연구는 Bayesian model의 model evidence, 즉 P(o)가 수학적으로 강화학습의 보상으로 치환될 수 있음을 증명함. Bayesian model에서 P(o)를 직역하면 특정 감각정보를 관찰할 수 있는 확률인데, 사실 생존의 측면에서 바라보면 생존에 도움이 되는(=보상의 크기가 큰) 감각정보일수록 그것을 생명체가 인생주기동안 관찰할 확률이 높아야 되므로, 이 점에서 p(o)는 강화학습의 보상과 비슷하게 해석될 여지가 있음.

적이다. 강화학습은 이러한 동기를 충족시켜주는 행동의 경우 더 강화를 시키고 그렇지 못한 경우는 회피하게 함으로써 우리 행동 전반에 대해 큰 설명력을 지녔다고 말할 수 있다. 이러한 원리가 사실 너무 뻔한 내용인데 반해, 강화학습 이론은 역설적으로 다른 계산 모델들이 설명하지 못하는 많은 인간의 고인지 기능을 설명하며, 그에 따라 계산정신의학에서도 자주 차용되고 있는 관점이기도 하다.

컴퓨터 과학에서의 강화학습은 에이전트가 환경에서 행동을 통해 최대의 누적 보상을 얻는 방법을 학습하는 알고리즘을 말한다. 여기에는 두 가지 주요한 방식이 있는데, 그것은 바로 모델 기반 강화학습(model-based reinforcement learning)과 모델 프리 강화학습(model-free reinforcement learning)이다.

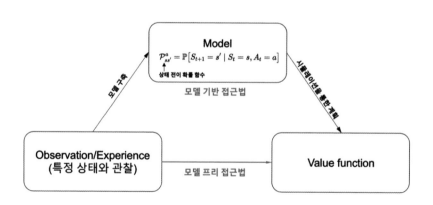

그림 4. Model-free와 Model-based Reinforcement Learning

1) 모델 기반 강화학습:

일반적으로 어떤 시스템을 알고리즘 레벨에서 기술할 때 '모델이 있다'고 말하는 것은 그 시스템의 다이나믹, 즉 상태 변수의 변화(i.e., $P(S_{t+1}|S_t, a_t)$)를 예측할 수 있음을 의미한다. 이 확률식에서 알 수 있듯이 내가 현재 주어진 상태 S_t에서 어떤 행동a_t을 취했을 경우 그 다음 시점에 또 다른 S_{t+1} 상태로 옮겨갈 확률을 알고 있다면, 강화학습에서는 '모델이 있다'라고 정의하는 것이다. 이 상태 전이 확률 함수(state transition probability)를 알 때의 장점은 에이전트가 실제로 행동을 해서 경험하지 않고도 그 다음 상황에 대해 시뮬레이션하여(counterfactual imagination) 미래의 상태와 보상을 예측할 수 있다는 것이며, 이 능력이야말로 모델 기반 알고리즘의 정수이다.

2) 모델 프리 강화학습:

모델 프리 강화학습은 환경의 모델을 명시적으로 학습하거나 구축하지 않고(=상태 전이 함수의 부재), 대신 에이전트는 경험을 통해서만 학습을 할 수 있는 알고리즘이다. 이때 학습의 목표는 '내가 특정 상태에 놓여 있을 때 또는 그 상태에서 어떤 행동을 했을 때'의 가치인데, 이 가치는 미래에 주어질(감가상각을 고려한) 보상의 총합으로 결정된다. 아직 실현시키지 못한 미래의 보상의 경우 과거 비슷한 상황과 행동의 경험을 근거삼아 추정하게 되는데 이 가치 함수가 제대로 학습이 되면 보상이나 현재 상태를 기반으로 최적의 행동을 선택할 수 있게 된다. 대표적인 모델 프리 강화학습 알고리즘으로는 Q-학습(Q-learning)이나 SARSA(State-Action-Reward-State-Action) 등이 있다.

계산정신의학에서 강화 학습 모델의 설명력은 매우 강하다. 대표적 사례로 우울증의 무기력증을 들 수 있는데, 무기력증이란 '쾌락을 느끼는 능력이 감소한 상태'를 의미한다. 쾌락 감소가 만성화된 개인들은 다양한 학습 과제(Pizzagalli, Jahn, and O'Shea 2005; Costello 1972; Henriques, Glowacki, and Davidson 1994) 및 자극 반응성(Bylsma, Morris, and Rottenberg 2008)에서 덜 보상적인 자극을 선택하는 경우가 많다. 이러한 행동의 패턴은 모델 프리 강화 학습으로 잘 설명되는데, 예를 들어 우울증은 Q-학습에서 등장하는 보상예측 오류 신호 δ(기대되는 보상과 얻은 보상 사이의 차이; prediction error)를 감소시켜 적절한 학습을 방해하며, 이로 인해 시간이 지남에 따라 보상에 대한 기대가 계속 감소된다고 알려져 있다(Steele, Kumar, and Ebmeier 2007). 더 구체적으로 설명하면 보상예측 오류 신호를 구성하는 '기대되는 보상'과 '실제로 얻은 보상' 값에서, 무기력증은 전자를 감소시키는 반면, 만성적으로 고조된 도파민 상태는 후자에 영향을 미친다고 보고하고 있다(Q. J. Huys et al. 2013; Chowdhury et al. 2013). 또 다른 예로는 중독이 있는데, 중독을 일으키는 물질들은 대체적으로 직간접적 방식을 통해 도파민을 비정상적으로 많이 방출하며, 그에 따라 도파민 수용체를 만성적으로 수정한다(Volkow et al. 2009). 중독성 물질이 안 좋은 이유는 이렇게 한번 영향을 받은 도파민 시스템이 더 악화되도록 부추기며, 보상예측 오류 신호의 베이스 라인을 되돌릴 수 없는 수준으로 올려놓음으로써 약물 복용의 가치를 과도하게 증가시키기 때문이다. 이로 인해 중독행위가 반복될 수록 복용 행동의 가치는 무한대로 커지면서 점진적으로 중독 현상으로 이어지는 것이다(Dayan 2009; Redish 2004).

2.4. 신경망 회로 모델

계산인지신경과학의 꽃은 알고리즘으로 표현된 인지기능의 계산 메커니즘을 어떻게 실제로 생물학적으로 구현시키고 또 그 생물학적 회로로부터 창발하는 기능적 다이나믹이 어떻게 인지기능으로 연결되는가를 이해할 수 있는 때라고 할 수 있다. 이런 의미에서 기존의 신경망 알고리즘들, 특히 지난 10년간 급격히 발전한 전뇌 네트워크 모델링 분석 기법들은 우리 뇌의 정보처리 흐름과 신경세포 레벨의 전뇌 생물리학적 패턴을 이해하는 데 있어서 핵심적인 교두보를 제공하고 있다 (Murray, Demirtaş, and Anticevic 2018). 예를 들어, 전체 뇌에 이질적으로 분포되어 있는 흥분세포와 억제세포의 비율(excitatory-inhibitory ratio), 재귀적 연결성의 양, 과제–최적화된 세부 네트워크(task-optimized subnetwork) 등, 이러한 대규모 네트워크 모델링 연구가 밝힐 수 있는 기작이 무궁무진하게 많다. 다양한 종류의 정신질환이 본질적으로 전체 뇌 네트워크의 이상으로부터 연유한다는 점을 고려했을 때, 이 신경망 모델링의 등장은 임상신경과학에 또 다른 도약의 가능성을 알리는 신호탄이라고 볼 수 있다. 본 섹션에서는 이 방법론을 짧게 소개하고 사례를 통해 그 임상적 유용성에 대해 논의 한다.

신경망 모델링 기법은 스케일에 따라 크게 단일세포, 중규모 신경회로, 전체 뇌 모델링으로 분류할 수 있다. 본 섹션에서는 시스템 관점에 집중하기 위해 meso–scale 이상(신경회로부터 전뇌 네트워크) 레벨에 대해서 논할 예정이다. 생물리학적 신경망 모델의 핵심요소를 설명하면 (Sanz-Leon et al. 2015),

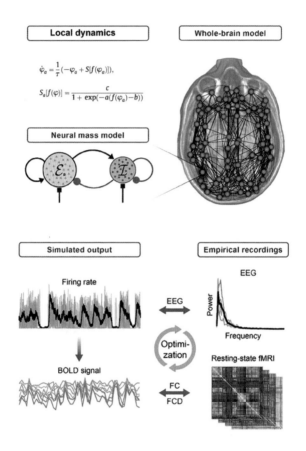

그림 5. Large-scale biophysical network modeling 소개
(Cakan, Jajcay, and Obermayer 2023)

1) 모델링의 뇌 기능적 단위(neural mass):

적게는 몇백 개부터 많게는 몇만 개의 뉴런 군집까지 기능적 관심 단위를 설정할 수 있으며, 여기서 가정은 그 군집 신경세포들이 기능적으로 동질한(functionally homogeneous) 신호 패턴(예를 들어 동기화된 신경발화나 같은 인지과제에 반응하는 등)을 보인다는 것이고, 수학적인 단순성을 위해 그들을 하나의 분석 단위로 묶을 수 있다는 점이다. 실제 모델링에서는 이러한 군집영역 하나하나를 neural mass(보통은 100-5000개 신경 세포로 구성시킴)라고 부르며 뇌 네트워크 모델링에 있어서 가장 최소의 기능적 유닛이라고 할 수 있다.

2) Neural mass의 로컬 다이나믹(local dynamics):

기능적으로 동질한 세포들을 묶어 하나의 클러스터를 형성시킨 뒤에는, 이 국소 뇌영역의 평균 다이나믹을 모델링해야 한다. 예를 들어 대부분의 피질 영역들은 영역-특정적인(area-specific) 주파수 및 위상으로 끊임없이 진동(oscillation) 하는 패턴을 보이는데, 이 패턴을 수학적으로 모델링하여 각 neural mass model의 내부 신호 생성모델(generative model)로 사용하게 되는 것이다. 중요한 점은 수학적 모델 안에 생물리학적으로 의미 있는 파라미터들을 넣은 뒤, 모델링 최적화를 통해 이 파라미터들을 실제 데이터를 잘 설명하는 방향으로 fitting 시켜 추출할 수 있다는 점이다.

3) 다중 영역 네트워크(multi-regional network):

Neural mass model할당과 이들 로컬 다이나믹 셋팅이 끝난 뒤에는 이 국소영역들을 대규모 네트워크로 이어주는 작업이 필요한데, 이러한 대규모 연결성 정보는 종에 따라 그리고 데이터의 종류에 따라 모두 다를 수 있다. 예컨대, 동물 모델의 경우는 바이러스 주입 기반의 tract tracing 데이터나 회로 연결성을 가시화시킬 수 있는 조직학적 분석을 통해 물리적 연결성 정보를 추출할 수 있다. 인간의 경우는 대부분은 비침습적 자기공명영상(Magnetic Resonance Imaging, MRI) 방식을 사용해 백질 다발을 재구성하여 전뇌 네트워크로 연결시키기도 한다. 실제로 neural mass model들을 대규모 네트워크로 연결 시킬 때는 하나의 지배 방정식(dynamic governing equation; 그림 5C 참조)을 기반으로 수행하게 되는데, 이때 모델러가 정하는 생물리학적 구체성에 따라 신경신호의 전파속도 지연(signal propagation delay)이나 공간확산 현상(mean field signal diffusion)까지 모델링이 가능할 수 있다.

4) 네트워크 시뮬레이션(network simulation):

모델러가 정한 스케일의 뇌 신경망 구성이 완료된 뒤에는 실제로 인공신경신호를 발생시켜 시뮬레이션 할 단계이다. 연구 목적에 따라 시뮬레이션 하는 방식들이 다를 수 있는데, 크게는 다음과 같이 두 가지로 요약될 수 있다: 첫번째, 네트워크 구조에 따라 자연스럽게 창발하는 기능적 다이나믹을 연구하는 것이 시뮬레이션의 목적이라면, 특별한 제약 없이, 이미 만들어 놓은 대규모 인공신경망의 몇 개 neural mass 노드에 인공적으로 잡음 신호를 입력시켜 네트워크 다이나믹을 발생시킬 수 있으며, 두 번째로 만약 모사하고 싶은 실제 실험 데이터가 있는 경우에는 neural mass의 로컬 다이나믹에 관련된 여러 파라미터들을 점진적으로 튜닝하거나 아니면 전체 네트워크 연결성을 업데이트하면서 실험데이터와 가장 유사한 신호를 만들어내는 모델 최적화(model optimization) 단계를 진행할 수 있는 것이다.

1-4번까지의 단계를 진행하면서, 우리는 뇌 네트워크 모델의 파라미터를 자유롭게 조정하면서 그에 따라 의미 있는 기능적 다이나믹을 유도할 수 있는데, 이 접근법들은 우리 뇌의 기능적 신호가 어떤 원리에 의해 발생되고 흐르는지에 관한 메커니즘 이해에 매우 큰 도움이 되고 있다. 비단 정상군뿐만 아니라 우리가 관심있는 정신질환 조건들도 대부분 신경신호의 상호작용에 있어 비정상적 패턴을 보이면서 발생하는 경우가 많기 때문에 이 신경망 모델링 기법들은 앞으로도 꾸준히 계산정신의학 필드에서 사용될 최첨단 기술인 것이다.

실제로(Yang et al. 2014) 연구에서는 조현병 뇌에서 "왜 전체 뇌에 걸쳐 fMRI signal 크기(amplitude)가 증가하는가?"에 관한 뇌 영상 현상에 관해 답을 하기 위해 위에서 설명한 신경망 모델링 절차를 모두 수행하였다. 흥미로운 점은 연구자들이 뇌 네트워크를 크게 상위인지기능 영역과 하위 감각·지각영역으로 분리한 뒤에 각 영역의 재귀적 exci-tation-inhibition ratio의 균형을 인공적으로 무너뜨린 뒤에 관찰해보니 그 네트워크에서 발생된 인공 fMRI데이터가 전체적으로 신호 크기가 증가되었음을 깨닫게 된 것이다. 이 흥분성-억제성 균형의 깨짐 현상은 조현병이나 자폐의 동물 모델에서도 많이 관찰된 현상(Gao and Penzes 2015)이며, 이 연구를 통해 처음으로 인간 환자에서도 증명이 되면서 세포레벨의 메커니즘적 가설에 관한 신빙성이 한층 더 높아진 것이다. 이러한 연구적 흐름을 따라 최근 계산정신의학 분야에서는 정말 다채로운 신경망 모델링 기법들이 새롭게 등장했으며, 각 정신질환의 메커니즘을 좀 더 정량적으로 또 인간 뇌에서 다룰 수 있게 되었다. 궁극적으로는, 모델러들의 최종 목표인 생물리학적으로 자세하고 섬세한 모델(이를테면 단일세포를 모두 연결하여 중규모 회로를 만들고 그것을 다시 대규모 네트워크로 있는 다중 스케일 모델)을 만들기 위해 여러 방향의 노력들이 만들어질 텐데, 계산정신의학에서도 이러한 진보에 발맞추어 뇌질환의 메커니즘을 들여다보는 해상도가 크게 개선될 것이라고 예상한다.

3. 계산정신의학 기반 정밀 의료를 향하여

현대과학의 계산 자원이 폭발적으로 늘어가면서 전에는 수행할 수 없었던 여러가지 대용량 데이터 마이닝 방법론들이 정신의학 연구에서 값지게 사용되기 시작했다. 이전까지는 현상학적 case-control 연구가 주를 이루면서 뇌 질환 연구에서도 단순 병리적 차이가 무엇인가 알아보는 데 급급해 왔던 것에 비해 이제는 이러한 계산 분석법들이 데이터 밑에 숨어 있던 잠재적 메커니즘에 대한 가설도 검증할 수 있게 환경을 마련해준 것이다. 계산정신의학의 출현도 이러한 큰 움직임 안에서 벌어졌으며, 과거에는 생각하지 못한 시스템 레벨의 뇌-인지기능-행동의 체인을 정량적으로 분석하여 설명가능한 의학을 만들어가고 있는 것이다. 우리 행동이 어디서 창발하는가?에 대해 답을 하는 것은 신경과학을 넘어 우리 인간 하나하나를 더 잘 이해하기 위해 필수적인 과제이고 개인의 고유성을 밝힐 수 있는 유일한 질문이기도 하다. 이번장에서 소개한 계산정신의학의 방법들을 더 갈고 닦아, 의료현장에서도

개인환자의 고유성에 최적화된 정밀서비스가 하루빨리 제공되길 임상
연구자로서 진심으로 바란다.

도파민 다양성과 행동 변화의 원리에 기반한 정밀의료

/

김형구, PhD,
성균관대학교 지능형정밀헬스케어융합전공

한 문장 요약

도파민 회로의 기능과 다양성을 정확히 이해하고, 그에 기반하여 뇌 활동을
조절할 수 있으면 중독과 우울증, 파킨슨병 등의 도파민과 관련된 뇌질환을
보다 효과적으로 치료할 수 있게 될 것이다.

3

우리는 더 많은 보상을 얻고 위험을 회피하는 쪽으로 행동을 변화시킨다. 이러한 행동 변화의 원리를 파악하기 위해 심리학자들은 동물의 행동을 체계적으로 연구하였다. 연구의 결과로, 뇌는 받을 보상을 예측하고, 이에 대한 오차(reward prediction error)를 줄이는 방향으로 보상에 대한 학습이 이루어진다는 것이 알려졌다. 이를 매개하는 중요한 신경조절물질(neuromodulator)은 도파민(dopamine)으로 알려져 있다. 도파민의 이상 행동은 중독이나 우울증 등의 다양한 정신 질환의 원인이 된다. 최근 도파민이 위치 혹은 유전적으로 정의된 세부 그룹별로 보다 더 다양한 정보들을 표상한다는 것이 보고되었으며, 이러한 다양성에 대한 정확한 이해를 바탕으로 개개인 맞춤 정밀 의료를 개발하는 것이 도파민 관련 뇌질환을 효과적으로 치료하는 방법이 될 것이다.

1. 서론

도파민은 이제 과학자들만의 단어가 아니다. 다큐멘터리나 뉴스에서는 중독의 위험성에 대해 경고하면서 도파민 이야기가 나오고, 유투브 등의 동영상 플랫폼에는 도파민에 대한 콘텐츠가 넘쳐난다. '도파민 단식(dopamine fasting)'과 같은 신조어를 통해, 뇌 안에 있는 도파민을 섭식의 대상으로 만들면서까지 그 활동을 조절하고 싶어한다. 이는 그만큼 도파민이라는 신경조절 물질(neuromodulator)이 우리의 뇌와 사고, 의식, 그리고 행동에 미치는 영향이 강력하기 때문일 것이다.

필자는 시각 연구를 통해 뇌과학 연구를 시작했다. '뇌'라는 블랙박스를 이해하기 위해서는 우선 입력을 이해해야 하고, 여러 감각기관 중에서 우리의 뇌에 가장 큰 영향을 미치는 입력이 시각이기 때문에, 시각을 공부하고 싶었다. 또한, 필자는 계산론적으로 뇌의 활동에 가장 큰 영향을 미치는 입력 기관인 시각을 공부하고 싶었다. 동물에게 잘 정의된 시각 자극을 보여 주면서, 시각 피질(visual cortex)의 활동을 관찰하고, 이를 통해 신경세포들이 어떠한 정보를 표상(represent) 하는지 연구하는 것은 뇌라는 블랙박스를 이해하는 데 매우 중요한 연구 방법론이다. 하버드 대학교의 휴블과 위즐(Hubel and Wiesel) 박사가 고양이와 원숭이에서의 시각 피질 연구로 1981년 노벨 생리 의학상을 수상한 것이 대표적이다.

필자가 박사 과정에서 연구한 것은 운동과 깊이 지각이었다. 우리가 공간상에서 움직일 때, 정지된 물체는 그 거리(깊이)에 따라서 특정한 속도를 가지고 움직이는 것처럼 보인다. 이러한 운동 시차(motion parallax)는 깊이를 지각하는 강력한 단서가 되는데, 이러한 지각과정에서의 뇌과학적 기작은 거의 밝혀진 것이 없었다. 필자는 비인간 영장류(non-human primate)에게 특정 방향으로 움직이는 자극을 제시하고, 멀고 가까움을 보고하도록 훈련시킴으로써, 깊이정보의 처리 과정을 연구할 수 있었다(Kim et al, 2015). 운동 시차 실험은 다음과 같이 진행되었다. 1) 시가 자극이 나타나고, 2) 자극이 사라진 후에 위, 아래 부분에 두 개의 작은 눈 움직임 목표점(eye movement targets) 들이 제시된다. 3) 동물은 자신이 본 자극이 멀다고 생각되면 위의 점을 쳐다보고, 가깝다고 생각되면 아래 점을 쳐다본다. 4) 답이 맞았을 경우에는 소량의 물이나 주스가 보상(reward)으로 튜브를 통해 제공된다.

사람이라면 '멀면 위의 점을 보고, 가까우면 아래 점을 봐' 하고 이야기해 주면 되지만, 동물과는 말이 통하지 않는다. 따라서, 아주 쉬운 자극과 답을 제시하면서, 그것을 따라 하면 보상을 제공하고, 인지 과제를 점점 복잡하게 해 최종 인지 과제를 수행하도록 과제의 규칙을 훈련해야 한다. 즉, 적절한 시점에 적절한 난이도를 제공하며 다음 단계로 넘어가는 것이 훈련의 중요한 결정 과정이었다. 여러 해 동안 동물 훈련을 하면서 꽤 어려운 과제도 학습을 시킬 수가 있었는데, 그 와중에도 풀리지 않는 의문이 있었다. 바로 "어떻게 소량의 물이 행동을 저어교하게 변화시킬 수 있는가?"에 대한 의문이었다.

이러한 관심을 쫓아서, 박사후 과정에서는 보상에 따른 행동 변화의 원리를 공부해 보고자 하였고, 마침 설치류에서 광유전학 등의 새로운 연구 방법론이 발달하면서, 기술적으로 불가능하다고 여겨졌던 연구들이 가능해지고 있었다. 또한, Alexnet을 시작으로 심층 신경망(deep learning)이 인공지능의 새로운 시대를 열고 있었다. Deepmind에서는 deep−Q−network 등을 이용한 강화학습 에이전트를 이용하여 예전에는 불가능하다고 여겨졌던 난이도의 비디오 게임이나 바둑 등의 경기에서 인간을 능가하는 결과를 보여주기 시작했다(Mnih et al, 2015).

심층 신경망의 기본이 되는 단일 노드 신경망(perceptron)은 신경 세포의 활동을 모방한 것이며, 강화학습에서 가장 중요한 학습 알고리즘 중의 하나인 시간차 강화학습(temporal-difference learning)은 동물 행동 연구에서 많은 영향을 받았다(Sutton and Barto, 2010). 인공 신경망의 초창기에는 뇌과학이 인공지능에 영향을 주는 경우가 많았다면, 최근의 신경과학 연구는 반대로 AI의 연구 결과들에 많은 영향을 받고 있다. 생명체에서 일어나는 보상과 징벌의 학습과 관련된 신경 세포의 활동과 AI 에이전트의 학습 결과를 비교함으로써, 실제 혹은 인공 신경망에서 일어나는 활동의 계산론적 의미를 더 잘 파악할 수 있을 것으로 기대한다.

이처럼 최신의 실험 방법, 계산과학적 모델링의 발전은 도파민 활동이 의미하는 정보, 그리고 그 기능에 대해서 세밀하게 알려줄 것이다. 이를 바탕으로 특정 영역의 도파민의 활동을 조절하는 신약 개발이나, 특정 뇌 영역의 침습적, 비 침습적 조절이 가능해진다면, 도파민 관련 질병에도 보다 개인화된 정밀 의료의 시대가 도래할 것으로 기대한다.

2. 행동 변화의 원리: 동물 연구

2.1. 행동주의

동물 행동학은 본능이나 학습에 따라서 동물의 행동이 변화하는 원리를 실험을 통해서 연구하는 분야이다. 행동주의(behaviorism) 라고도 불리는 학파와 관련이 깊은데, 행동주의는 심리 현상은 눈에 보이고 관측하기 힘들기 때문에, 정확하게 관찰 가능한 행동을 중심으로 심리 현상을 분석해야 한다는 학파이다. Edward Thorndike 박사는 고양이를 퍼즐 박스라고 불리는 상자 안에 넣어 두고 행동을 관찰하였다. 상자에는 문들이 있는데, 문은 간단한 잠금 장치로 잠겨져 있다. 그러면 고양이는 이런저런 시도를 통해서 여러 다양한 행동을 하게 되고, 그 중에서 특정한 행동(예를 들면, 문의 작은 걸개를 밀어 올리는 행동)을 통해서 문이 열리게 되면, 고양이는 상자 밖으로 빠져나올 수 있게 된다. 처음에는 고양이가 퍼즐 박스를 나오는 데 오랜 시간이 걸리지만, 시행을 반복함에 따라서 그 시간이 점점 줄어들어서, 나중에는 들어가자 마자 잠금 장치를 풀고 바로 나오게 되었다. 이를 효과의 법칙(law of effect)으로 불렀는데, 이는 안도감이나 기쁨을 주는 행동을 반복하게 된다는 주장이다(Thorndike, 1911).

Thorndike 박사가 연구한 것은 조작적 조건 형성(operant conditioning) 혹은 도구적 조건 형성(instrumental conditioning)이라고 불리는 학습으로, 특정한 행동 이후에 보상이 주어졌을 때, 행동과 보상이 연합되는 현상이다. B.F. Skinner 박사는 이를 발전시켜서, 다양한 방법으로 보상을 제시하면서 어떠한 상황에서 동물의 행동이 가장 효과적으로 변화하는지 체계적으로 연구하였다. 그가 발견한 것은 적당한 정도의 무작위성(randomness)이 강한 학습을 가져온다는 점이다(Skinner, 1938). 예를 들면, 어떤 임무를 수행하였을 때 언제나 1의 보상을 주는 것보다는, 어떤 경우에는 보상이 없고, 어떤 경우에는 1 또는 2를 무작위적으로 주는 것이 나중에 보상이 완전히 없어졌을 때 더 오래 해당 임무를 수행하도록 만든다는 점이다. 이러한 학습의 원리는 도박이나 게임 중독에서도 엿볼 수 있는데, 도박에서는 좋은 결과를 얻을 확률이 상당히 낮게 설계되어져 있고, 게임 역시 플레이어가 최선을 다해서 노력을 해도, 게임을 승리할지 말지에 대한 불확실성이 존재한다. 이러한 불확실성이 정확히 어떻게 중독과 연관되어 있는지 뇌과학적 기작은 잘 알려져 있지 않으며, 활발한 연구가 필요하다.

2.2. Rescorla-Wagner 모델

조작적 조건 형성과 함께 보상 학습 연구에 가장 많이 사용된 행동 패러다임은 고전적 조건형성(classical conditioning; Pavlovian conditioning)이다. 러시아의 생리학자 이반 파블로브(Ivan Pavlov)는 개에게 먹이를 주기 전에 항상 종을 울렸더니, 종을 치기만 해도 개가 침을 많이 흘리는 것을 관찰하였고, 이를 정량화하면서 이론으로 체계화하였다. 고전적 조건형성은 조건 자극(conditioned stimulus, CS)과 무조건 자극(unconditioned stimulus, US)을 연결시키는 가장 기본적인 형태의 보상 연합 학습이고, 동물의 행동이 반드시 필요하지 않다는 점에서 조작적 조건 형성보다 좀 더 단순하다. 하지만, 자극을 보고 가치나 보상을 떠올리는 인지 과정은 음식점의 메뉴를 볼 때 등 일상 생활에서 수시로 일어나는 가장 기본적인 인지 과정이기 때문에, 그 뇌과학적 기전을 밝히기 위해 심도 깊은 연구가 수행되어져 왔다.

그 중의 하나는 차폐(blocking) 현상이다. 예를 들면, 종소리를 들려주고 2초 후에 먹이를 주는 것을 반복하면 동물은 종소리만 들어도 침을 흘리게 된다. 이후에 종소리와 불빛을 동시에 주고 마찬가지로 먹이를 주면, 동물은 새로운 자극(불빛) 과 먹이와의 연관을 학습할까?

실험을 해 보니, 시간적으로 이전에 제시가 되었음에도 불구하고, 새로운 자극은 학습이 잘 되지 않았다. 단, 기존의 자극(종소리)과 먹이와의 관계가 완전히 학습되지 않았을 때에는, 새로운 자극(불빛)도 어느 정도 학습이 가능했다. Rescorla와 Wagner 박사는 이러한 학습의 규칙을 다음의 수학적인 관계로 제안하였다.

$$\Delta V = \alpha\beta\,(\lambda - V_{tot})$$
$$V = V + \Delta V$$

V는 연합의 강도이고, α는 자극의 현저성(salience), β는 보상의 정도, λ는 가능한 최대 연합 강도이다. 이 수식은 연합이 이루어질 수 있는 최대값(목표 값)이 있고, 목표 값과 현재 연합 강도의 차이에 비례하여 학습이 이루어진다는 주장이다. 기존의 자극이 연합을 전부 설명하는 경우에는, 목표 값과 현재 값의 차이가 0이 되므로, 추가적인 학습이 일어나지 않게 된다. 따라서 이 이론은 차폐와 같은 현상을 잘 설명한다.

2.3. Pierce-Hall 모델

Pierce-Hall 이론은 CS가 나타났을 때 주의(attention)를 주게 되고, 그러한 주의가 많이 갈수록 연합의 강도가 세진다는 주장이다.

$$\Delta V = S\alpha\lambda$$
$$\alpha_n = |\lambda - \Sigma V|_{n-1}$$

S는 CS의 세기, α는 CS의 연합성(associability), λ는 US의 세기를 의미한다. 연합의 강도가 US를 정확하게 예측하지 못하면, CS에 주의가 더 많이 가게 되어서 그 다음 시행의 연합성(α)이 높아지게 된다. 이러한 Pierce-Hall 이론도 조건 형성의 많은 실험들을 설명하였다.

하지만, 실제로 뇌에서 어떠한 방법으로 보상에 대한 학습이 이루어지는지 그 정확한 기전은 아직 명확하게 알려져 있지 않다. 분명한 것은 도파민이 이러한 과정에 매우 중요한 역할을 담당한다는 점이며, 현재까지 알려진 부분을 중심으로 설명하려고 한다.

3. 도파민 신경 회로의 다양성

3.1. 전기자극 연구

　동물에서의 행동 강화 실험들은 행동의 변화가 일어나기 위한 조건들을 계량화하는 데 큰 기여를 하였다. 이는 뇌에서 그러한 변화가 일어나는 기전이 무엇인지에 대한 궁금증을 촉발시켰다. 오래 전부터 뇌 질환을 가진 환자들의 연구를 통해, 뇌의 전기 자극을 통해서 사람에게서 특정한 감각을 불러 일으키거나 몸의 특정 부위를 움직일 수 있다는 것을 발견하였다(Penfield and Boldrey, 1937).

　Olds와 Milner는 어떠한 영역의 활동이 행동을 강화시킬 수 있는지 보이기 위해 쥐의 뇌에 전극을 삽입하고, 쥐가 레버를 누를 때마다 약한 전류를 흘려서 뇌의 특정 부위를 자극하는 심부 자극법(deep brain stimulation)을 이용하였다(Olds and Milner, 1954). 뇌의 하부에 있는 medial forebrain bundle이나 lateral hypothalamus와 같은 영역이 자극되었을 때, 쥐는 지속적으로 레버를 누르는 행동을 보였으며, 실험 부위에 따라서 때로는 먹거나 마시는 일도 하지 않고 미친 듯이 레버를 누르는 행동만을 반복하는 경우도 있었다. 이러한 연구는 뇌의 어떤 부분은, 특정한 감각이나 운동을 직접적으로 일으키는 것이 아닌, 임의의 행동을 강화시킬 수 있다는 것을 보였다.

3.2. 광유전학을 이용한 연구

뇌 심부 자극법을 이용한 연구는 외부의 자극이 없어도 뇌의 작은 영역의 전기 자극만으로 행동을 강화시킬 수 있음을 보였다. 하지만 뇌의 구조는 단순하지 않아서, 매우 작은 영역일지라도 수많은 종류의 신경세포들이 신경 다발을 뻗으며 복잡한 네트워크를 이루고 있다. 그러므로 어떤 영역을 지나는 신경 다발(axon)을 자극하게 될 경우에, 실제로는 다양한 종류의, 다양한 목적지로 뻗어 나가는 신경 세포들을 자극하게 될 수 있다.

과학에서는 어떠한 현상의 원인을 정확하게 보이는 것이 중요한데, 1) 어떤 종류의 신경세포가 행동의 변화에 중요한지(cell-type specificity) 2) 어떠한 부분의 신경 회로가 행동의 변화에 중요한지(circuit specificity)를 파악하기에는 뇌 심부 자극법이 충분하지 않다. 이러한 한계점을 극복하기 위해, 과학자들은 다른 방법으로 신경세포를 자극하는 방법에 대해 생각하였다. DNA 이중나선 구조를 발견한 Crick 박사는 빛을 이용해서 신경세포의 활성을 조절할 수도 있을 것이라 예측하였다(Crick, 1999).

이러한 뇌 연구의 필요성과는 완전히 별개로, 미생물학자들은 미생물이 환경 내에서 운동성을 가지고 이동할 수 있는 원리에 대해서 연구하고 있었다. 특히, 빛에 반응하여 이동성을 가진 미생물들의 이동 원리에 대해서 연구하다가, 빛에 반응하여 세포의 활동을 변화시키는 단백질이 있음을 발견하였다. 이러한 단백질은 이온 채널로 작용하여, 평소에는 작은 구멍이 닫혀 있다가 빛을 쪼여 주면 단백질의 모양이 변하면서 작은 구멍이 열려서, 세포막 주변의 특정한 이온(Na+, K+, 혹은 Cl-)들이 이동할 수 있는 통로를 제공한다.

이러한 단백질들을 동물의 신경 세포에 발현시킬 수 있으면, 빛을 쪼여주었을 때 특정한 이온들이 이동함으로써, 신경 세포들이 즉각적으로 활성화되거나(Na+), 억제되는(K+, Cl-) 효과를 낼 수 있다고 생각되었다. Deisseroth 박사는 Zhang Feng, Ed Boyden 등과 함께 이를 시도하여, 유전적으로 재조합된 바이러스(ChR2)를 신경 세포에 감염시키고 빛을 쪼여 주었을 때, 실제로 즉각적인 신경 활성의 효과가 나타남을 확인하였다(Boyden et al, 2005).

여기에서 한발 더 나아가, 사람들은 바이러스가 특정한 조건, 예를 들면, 특정한 종류의 세포에서만 발현되도록 조절하는 기술을 추가하였다. 바이러스가 기본적으로 발현되지 않도록 DNA를 조작하고, 이러한 발현 억제는 특정한 종류의 단백질(Cre)를 통해서 해제될 수 있도록 했다. 그리고는 유전자 조작을 통해서 쥐의 특정한 종류의 세포(예, 도파민 분비 세포)에서만 Cre 단백질이 나오도록 만들었다(Bäckman et al, 2006). 이 두 가지 기술을 조합함으로써, 특정한 종류의 세포에서만 빛으로 조절되는 단백질이 신경세포 내에서 발현되도록 만들 수 있게 되었다.

이러한 기술은 곧 도파민 회로의 동작 원리를 밝히는 데 이용되었다.

쥐의 도파민 신경세포만 빛에 흥분하도록 만들었으며, 레버를 눌렀을 때만 빛을 순간적으로 쪼여 주었다. 쥐는 고전적인 실험과 마찬가지로 지속적으로 코를 빛을 나오게 하는 작은 구멍에 들이미는(nose poke) 행동을 지속하였다(Kim et al, 2012). 이처럼 광유전을 이용한 연구는, 특정 세포의 역할을 매우 정교하게 확인할 수 있도록 함으로써, 도파민의 기능적 역할을 규명하는데 큰 기여를 하였다.

3.3. 보상 예측 오류 회로

도파민이 뇌에서 어떠한 역할을 하는가 알아보기 위해 여러 가지의 연구 방법론들이 사용되었다. 생물학에서 전통적으로 사용하는 방법은 loss of function(혹은 gain of function)으로 대표되는, 특정 유전자를 발현되지 않도록 함으로써 그 기능을 연구하는 방법론이다. 이를 도파민에 적용하면, 도파민 분비를 막는 돌연변이를 생성하면 도파민이 없을 경우에 어떠한 일이 일어나는지 알 수 있다. 이와 비슷한 목적으로, 도파민 신경세포만을 선택적으로 없애는 신경 독소를 사용하기도 하며, 도파민이 분비되기는 하지만 그 효과를 막는 화학 물질(antagonist)을 주입함으로써 뇌의 특정 부분에서의 도파민의 역할을 연구할 수 있다. 이러한 연구를 통해서, 도파민 활동을 억제한 쥐의 경우, 운동성이 현저하게 떨어지고 심한 경우 아무리 배가 고파도 먹지도, 마시지도 않는다는 것을 발견하였다(Szczypka et al, 1999). 즉, 도파민이 생존에 필수적인 운동과 동기 부여에 관여한다는 것을 알게 되었다.

하지만, 이러한 방법론은 정상적인 상태의 도파민 기능의 모든 면을 보여주기는 힘들다. 이것은 신경 세포의 신호 특성과 관계가 있는데,

신경 세포의 신호들은 한번 활성이 되면 같은 상태가 그대로 지속되는 정적인(static) 신호가 아닌, 행동을 하는 과정에서 시간에 따라서 빠르게 변하는 동적인(dynamic) 속성을 가진 신호이기 때문이다.

　외부의 자극에 따라서 도파민 신호가 높아졌다가 낮아지는 다양한 패턴의 활동을 보이고, 그러한 동적인 신호의 세기 혹은 전체적인 활동 패턴이 중요한 정보를 의미한다면, 일률적으로 도파민의 활동을 억제 혹은 정지시키는 방법으로는 특정 신경세포가 어떤 역할을 하는지 정교한 연구가 불가능하다. 이러한 경우에는, 실제로 활동하는 생명체의 도파민 활동을 실시간으로 측정하여, 그 의미를 유추하는 작업이 필요하다.

　Wulfram Schultz는 원숭이가 몸의 움직임이 필요한 다양한 인지 과제를 할 때, 도파민 활동을 측정하여 그 의미를 파악하고자 하였다(Schultz et al, 1983). 도파민이 부족한 경우 운동성이 떨어지는 동물 실험 결과와, 도파민 세포들이 사멸하여 생기는 파킨슨병에서 운동 능력이 감퇴되는 환자들의 사례들로부터 그는 도파민 세포들은 원숭이가 움직임을 시작할 때 활동할 것이라고 기대하였다. 원숭이가 서랍의 문을 열고 과일을 찾아 먹는 등의 행동을 하면서, 근육의 움직임을 동시에 기록하였는데, 도파민 신경 세포들은 기대와는 달리, 팔의 움직임과 관련되어 활동하지 않았다. 그 대신에, 과일을 처음 보았을 때, 혹은 과일이 있을 것이라고 생각되는 문을 열었을 때 등 보상이 주어질 것이라 생각한 시점에 활동하는 특징을 보였다.

　이러한 특성으로부터, 도파민 뉴런이 보상에 대한 예측 오류(reward prediction error)를 표상하는 것이라는 주장을 하게 되었다(Schultz et al, 1997). 즉, 동물이 보상을 예측하는 단서(cue)를 보았을 때, 도파민 신경 세포들은 순간적으로 흥분하고, 기대한 보상이 억제되었을 때는 활동이 줄어드는데, 이것이 보상 예측 오류(실제 보상 - 예측한 보상)를 반영하기 때문에 그러한 활동을 보인다는 주장이다. 이러한 가설은 이후에 차폐(blocking) 등의 실험을 하면서, 도파민 세포의 활동이 차폐 실험에서의 보상 예측 신호와 매우 유사함이 보여지면서 큰 설득력을 가지게 되었다(Waelti et al, 2001).

3.4. 위험 예측 오류

기존의 연구에서는, 배고픈 동물이 음식 등의 보상을 받으면 도파민은 흥분하고, 쓴 음식이나 약한 전기 자극 등의 처벌을 받으면 감소하였다. 이러한 결과를 바탕으로, 사람들은 도파민의 활동이 가치(value)의 예측 오류를 의미한다고 생각하였다. 이러한 결과는 중뇌(midbrain)의 중심부 쪽에 있는 복측피개영역(ventral tegmental area, VTA) 도파민 세포들에게서 잘 나타났다.

이에 더하여, 최근의 연구에서는 이와는 다른 양상을 보이는 도파민 활동이 발견되었다. 중뇌(midbrain)의 외측 흑질 치밀부(lateral substantia nigra pars compacta)의 도파민 세포들은, 보상에는 잘 반응하지 않은 대신에, 눈에 약한 바람을 불어넣어 주는 징벌성 자극에 흥분한다는 것이 발견되었다(Matsumoto and Hikosaka, 2009). 이러한 도파민 활동은 기존의 보상 예측 오류 가설로는 설명이 불가능한 것으로, 한 가지 가능성은 위험 예측 오류(threat prediction error)를 의미하여, 이러한 활동이 특정한 대상이 위험하다는 것을 학습하는 데 사용될 수 있다(Watabe-Uchida and Uchida, 2018).

4. 질병과의 연관성

4.1. 파킨슨병

파킨슨병에 걸린 사람은 운동 능력이 현저하게 떨어지고, 손의 떨림이 오거나 원하는 만큼 힘을 주지 못하는 등의 문제가 발생한다. 이는 흑질 치밀부(substantia nigra compacta)의 도파민 뉴런들이 사멸하여 운동 기능을 조절하는 선조체(striatum)의 활성이 변화하면서 일어난다.

4.2. 중독

현대 사회는 연결성의 발달로 인해 예전보다 훨씬 쉽게 중독을 일으키는 마약이나, 온라인 콘텐츠에 접근이 쉬워졌다. 약물중독이나 게임 중독 등의 문제는 하루가 멀다 하고 뉴스에 등장하고 있다. 이러한 중독을 이해하는 중요한 열쇠는 도파민의 비정상적인 활동이다. 보통의 경우, 보상의 정도가 예측이 되면, 실제 보상이 주어졌을 때에는 예측한 만큼 도파민의 활동이 줄어든다(실제 보상 - 예측한 보상). 하지만 마약의 경우에는 도파민의 추가적인 분비를 유도하여, 필요 이상으로 보상 예측 오류가 발생하고, 이러한 활동이 이후에 과도하게 해당 물질을 찾도록 만드는 원인이 될 수 있다.

5. 결론: 도파민 다양성에 기반한 정밀의료

우리는 전례 없는 기술 주도의 대변혁의 시대에 살고 있다. 새로운 게임이나 신종 마약은 끊임없이 우리를 유혹하고 있으며, 사회가 고령화됨에 따라서 파킨슨병과 같은 뇌질환에 대한 대처는 점점 중요해지고 있다. 도파민을 비롯한 뇌의 신경조절물질에 대한 이해는 뇌의 학습과 기억, 의사결정, 그리고 비정상적인 행동을 이해하는 데 있어서 필수적인 기반을 제공한다. 하지만 파킨슨병이나 우울증, 중독의 치료에 주로 사용되는 뇌 심부 자극술이나 도파민 전구물질 투여 등의 약물 치료 요법은 어느 정도 효과는 있지만, 병의 양상이나 환자의 상태에 따라서 효과는 매우 다양하다.

최근의 연구에 의해 도파민의 활동은 기존에 우리가 생각했던 것보다 훨씬 다양하며, 최신의 분자생물학적인 방법을 이용해서 예전에는 불가능했던 정도의 유전 정보의 분석이 가능해지고 있다(Azcorra et al, 2023). 이를 바탕으로 도파민 신경세포에 대한 다양한 분류가 이루어지고 있으며, 기능적인 차이가 유전적인 차이와 깊은 연관이 있음이 밝혀지고 있다. 이러한 연구가 지속된다면, 약물 혹은 바이러스를 이용하여 특정한 세부 유전형을 가지는 신경 세포들을 선택적으로 조절함으로써, 뇌질환에 대한 보다 정교한 수준의 정밀 의료가 가능해질 것으로 기대된다.

신경과학에서 얻을 수 있는 인공지능에 대한 통찰력

유승범, PhD,
성균관대학교 지능형정밀헬스케어융합전공

한 문장 요약

서로의 분야에 통찰력을 제공하던 신경과학과 인공지능이 최근 소통이 단절된 것처럼 보인다. 활발한 교류가 있었던 과거 및 소통을 가로막는 장애물들, 그리고 최근 각 분야가 서로에게 통찰력을 제공한 예를 살펴봄을 통해 신경과학과 인공지능 사이의 통찰력 있는 교류에 필요했던 요소를 고찰하고자 한다.

4

2010년 중반, 세상을 떠들썩하게 했던 구글 딥마인드의 알파고는 인공지능이 가진 가능성에 대해서 일깨워주었다. 그렇다면 지능이라는 주제를 다루는 신경과학과 인공지능연구는 서로 어떤 관계가 있을까? 본 챕터에서는 먼저 인공지능과 신경과학의 역사를 살피고, 신경과학이 어떻게 인공지능연구에 통찰력을 주었는지, 그리고 인공지능이 신경과학 연구에 어떤 돌파구를 마련해줬는지 등을 소개한다. 그리고 최근 각 분야가 어떤 이유로 이전만큼 영향력을 주고받는 것이 줄어들었는지 살펴본다. 마지막으로 어떻게 하면 지능을 연구하는 양 분야가 서로 주고받는 통찰력을 극대화할 수 있을지 의견을 개진하였다.

1. 서론: 인공지능의 발전사

제2차 세계대전이 끝나고 10년 후인 1956년 여름, 정보이론의 창시자 Claude Shannon, Marvin Minsky, John Nash 등을 비롯하여 컴퓨터 과학, 수학, 심리학, 경제학, 정보이론 등에서 분야를 이끌어 나가던 극소수의 학자들이 록펠러 재단의 지원을 받아 미국 북동부 뉴햄프셔의 Dartmouth대학에 모여 인공지능이 무엇인가에 대하여 의견을 나누는 자리가 있었다. 그 자리에서 며칠 동안 오간 심도 깊은 대화를 통해 인공지능을 규정하는 다음과 같은 일곱가지, 즉 1) 자율적 컴퓨터, 2) 언어를 이용해 프로그램을 수행하는 컴퓨터, 3) 뉴런넷 , 4) 연산의 크기에 대한 이론, 5) 자기발전, 6) 추상화 , 7) 무작위성과 창의성이라는 일곱 가지의 가이드라인을 제안했다. 서로 배타적으로 구분되어 있지 않은 일곱 가지의 원리는 추후 인공지능 개발의 방향을 설정한 중요한 이정표였으며 수많은 인접한 분야의 발전을 유도했다. 특히 이러한 가이드라인을 기반으로 현대 인공지능에 필요한 이론적 발전을 성취했고 동시에 신경과학자들이 고민해야 할 수많은 문제를 던져줬다. 이런 고민을 공유한다는 점에서 신경과학과 인공지능을 형제라고 여기는 수많은 연구자들이 존재한다.

1960년대부터 1980년대까지 이루어진 수많은 이론적 프레임의 발전은 현대 인공지능에서도 중요하게 여겨지는 1) 기호기반 인공지능과 지식 표상(symbolic AI and knowledge representation), 2) 자연어 처리(Natural Language Processing, NLP), 3) 로봇공학(robotics) 등의 세부분야의 개발로 이어졌다. 특히 이 시기, 다양한 인공지능의 갈래와 연관된 연구들은 미국과 소련의 대결에서 체제의 승리를 거두는 것이 절실했던 미국의 DARPA(Defense Advanced Research Project Agency)의 지원을 받아 빠르게 성장했으며 미래에 인간과 유사한 지능을 가진 인공지능의 개발을 기대하게 만들었다.

이런 분위기 가운데 1986년 Geoffrey Hinton과 그의 동료들에 의해 역전파(Backpropagation) 알고리즘이라는 것이 개발되었다(Rumelhart et al., 1986). 해당 알고리즘은 이후 인공지능의 급격한 발전의 토대가 되는 알고리즘이었지만, 방대한 양의 데이터와 모델에 적용하여 연산을 수행할 수 있는 컴퓨터가 존재하지 않았기 때문에 큰 스케일에서 구현되어 효능을 입증하는 것이 어려웠다. 그런 씨앗들이 태동했음에도 불구하고 대중의 환호를 이끌어 낼 만한 결과가 발표되지 않았던 1990년대 후반부터 2010년 초까지는 인공지능의 겨울(AI's winter)이었다. 실생활로 적용 가능한(scalable)한 모델을 만들어내는 것에 어려움을 겪으며 암흑기가 지속될 것 같았던 인공지능 분야는 GPU를 이용하여 빠른 병렬처리가 가능해지면서 급격히 향상된 연산 능력을 기반으로 2010년 초부터 새로운 전성기를 맞이하게 된다. 그 시작으로 여겨지는 사건이 2012년 세상을 놀라게 했던 ImageNet 등의 등장이었다(Krizhevsky et al., 2012).

이런 모델들은 이미지 인식의 분야에서 실생활에 적용가능한 인공지능이 출현할 수도 있다는 기대감을 불러 일으켰다. 하지만 대중에게 더 강하게 인식된 사건은 고전게임들을 인간 수준으로 해결하는 Deep-Q-Network(DQN)과 바로 직후에 이세돌 9단과의 바둑대결을 통해 세상에 공개된 AlphaGo였다(Mnih et al., 2015; Silver et al., 2016). 구글의 인공지능 연구기관 딥마인드(Deepmind)에 의해 개발되어 세상에 공개된 두 모델은 놀라움 뿐만이 아니라 인공지능이 어느 수준까지 이를 수 있는지에 대한 질문을 연구자들에게 심어주었다.

이후, 많은 나라와 회사에서 인공지능을 미래의 주요 기간산업과 같이 인식하여 수많은 자본과 인재가 흘러 들어가기 시작했으며 사람들을 놀라게 하는 인공지능들이 속속 발표되었다. 인간과 기계를 구분하는 업계의 표준 검사인 튜링 테스트(Turing Test)를 통과하는 인공지능들이 속속 나오기 시작하고(Warwick and Shah, 2016), 멀티플레이어가 서로 소통을 하는 사회적 상황 속에서 전략적인 목적을 달성하는 인공지능이 발표되기도 하였다(Null et al., 2022). 2022년에 대중에게 공개된 ChatGPT는 인공지능에 대한 논의를 전문가들의 연구실 및 컨퍼런스를 넘어 일반적인 담론장으로 끌고 나온 결정적 계기가 되었다. 급기야는 다양한 분야의 리더들을 시작으로 인공지능에 의한 인간의 멸종(extinction)이 언급되는 시점까지 이르렀다.

2. 신경과학에서 영감을 얻어 도약했던 인공지능의 예시

인공지능의 발전사에서 보았듯이, 인공지능은 지난 80여 년의 세월 동안 눈부신 발전을 거듭하여 미래의 싱장동력으로 더 나아가 인류를 멸망시킬 수도 있는 '생명체'로 큰 주목을 받고 있다. '생명체가 지능을 어떻게 구현하는가'라는 난제를 해결하는 신경과학 역시 많은 사람들의 관심을 받는 분야가 되었다. 서로 다른 두 분야는 독립적인 방향으로 발전을 해왔을까 아니면 서로에게 지적인 통찰력을 주면서 발전하였을까? 얼핏 보면 정답이 명백한 질문 같지만 답에 대한 실제적인 증거를 찾는 것은 그렇게 쉽지 않은 문제이다. 여기에서는 1) 인공신경망의 발달 초기에 제안되었고, 이후 사이버네틱스라는 분야의 발전의 시초가 되었던 McCllough-Pitt 모델 2) 컴퓨터 비전 분야와 자연어 처리의 발전을 이끌었던 컨볼루션 신경망(Convolutional Neural Network, CNN)과 Long-Short-Term-Memory, LSTM) 인공신경망, 3) 초기 일반인공지능(Artificial General Intelligence)에 대한 단서를 제공했던 격자세포(Grid Cell)

등이 어떻게 신경과학에서 영감을 얻었는지에 대해 간략히 다루겠다.

2.1 McCulloch-Pitts 모델

Walter Pitts는 역사상 가장 탁월한 논리학자 중 한 명으로 불리는 케임브리지 대학의 Bertrand Russell에게 보낸 단 한 장의 서신으로 박사과정을 권유받은 천재였다. 그는 비록 아동학대로 인해 케임브리지 대학에 진학을 못하고 부모를 피해 시카고로 도망쳐 노숙자로 지냈지만, 시카고 대학에서 연구년을 보내고 있던 Bertrand Russell을 다시 만나 소개받은 다양한 논리학자들과 교류하면서 빛을 발하고 있던 젊은 논리학자였다. 비슷한 시기에 시카고에 거주하던 Warren McCulloch은 두뇌를 특정 조건에서 화학물을 분비하는 단백질 덩어리로 보는 당시 의학계의 관점에 신물이 난 의사였다. 제2차 세계대전이 한창인 1943년, 두 사람은 우연한 계기를 통해 만나게 되어 인공지능 역사상 가장 중요한 논리연산 모델인 McCullouch-Pitts 모델을 개발하게 된다(McCulloch and Pitts, 1943).

McCulloch-Pitts 모델의 구조적 특징과 연산과정을 간단히 살펴보자면 입력을 받는 층과 출력하는 층을 갖는다는 사실로부터 시작할 수 있다. 먼저 입력층은 다수의 입력값을 받는데, 각 입력값에 가중치를 곱하고 산출물을 더하는 방식을 통해 입력층의 값을 계산한다. 이 단계에 사용된 수학적 아이디어는 신경세포가 세포체를 통해 다른 신경세포에서 전기적 신호를 전달받는 방식과 상당히 유사하다. 합계가 임계값을 초과하면 출력층에서 1을 출력하고, 그렇지 않으면 0을 출력하는 비선형적 특성 역시 임계값을 넘어서야 발화하여 다음 신경세포로 정보를

전달하는 신경세포의 생물학적 특성과 상당히 유사하다. McCulloch−
Pitts 모델은 이런 생명체의 신경세포에서 일어나는 현상을 추상화하여
모사한 입출력 연산 메커니즘을 통해 AND, OR 및 NOT와 같은 기본
논리 연산을 수행할 수 있었다. 그리고 이런 신경세포들이 한 개만 있는
것이 아니라 네트워크의 형태로 얽혀서 논리연산을 수행한다는 점에서
실제 신경세포을 단순하지만 함축적으로 모사하였다고 볼 수 있다.

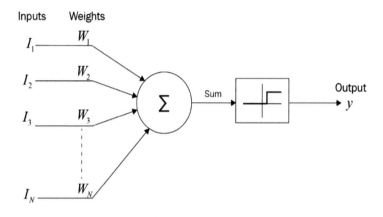

그림1. McCulloch-Pitts신경세포, Denis Rothman의 Artificial Intelligence by Example

McCulloch−Pitts 모델은 당시까지 알려진 신경세포의 구조(축삭을 통
해 정보를 전달하고, 세포체를 통하여 정보를 수용)와 특정 임계점을 넘어야 발
화하는 비선형성을 구현하였다. 이는 신경세포의 연산적 특징을 수학
적으로 추상화한 모델만으로도 복잡한 계산과 논리 연산이 달성될 수
있음을 보여주었다. 뿐만 아니라, 신경과학에서 영감을 얻어 지능에 필
요한 연산을 구현하는 수학적 모델을 개발한 초기 사례로 남아 있게 되

었다. 당시의 많은 신경과학자들은 실제 신경세포를 충실하게 모사하는 데 실패한 McCulloch-Pitts 모델을 비난하였지만, 애당초 신경과학에서 얻은 통찰을 통해 논리연산을 하는 인공지능을 만드는 것이 목표였던 McCulloch와 Pitts가 만든 모델에 그런 비난이 가해지는 것은 일면 부당하다. 하지만 이들의 놀라운 성과는 컴퓨터 과학의 아버지라고 불리는 Norbert Wiener, John von Neumann, or Alan Turing과 같이 떠오르는 이론가들로부터 많은 관심을 끌었다. 특히 그들은 "생각"할 수 있는 기계를 만들기 위해 McCulloch-Pitts가 구현한 이진법 방식으로 통신하는 구성요소가 필요하다고 생각했다(Arbib, 2018). 그리고 이들의 이런 생각이 더욱 발전해 1950년대부터 사이버네틱스라는 분야가 발전하게 되었다.

2.2 Convolutional Neural Network(CNN)과 Long Short Term Memory(LSTM) network

컴퓨터 비전과 자연어 처리는 지난 20여 년의 세월간 급격한 발전을 해왔다. 컴퓨터 비전에서 많이 언급되는 것은 CNN(LeCun et al., 1989), 자연어 처리에서 가장 많이 언급되는 것은 LSTM이다(Hochreiter and Schmidhuber, 1997). CNN은 공간적 정보를 처리할 수 있고, 순환신경망(recurrent neural network, RNN)의 하나인 LSTM은 시간적 정보를 처리할 수 있다는 특징을 갖는다. 이 두 가지 연산의 기본단위를 이루는 현대의 인공신경망들은 신경 과학의 원리에 영향을 받아 큰 틀을 형성했다.

일반적인 정방향 인공신경망(feedforward neural network)에서 신경망의 인공신경세포들은 계층(hierarchy)을 형성하고, 주어진 계층의 인공신경세포은 아래 계층의 인공신경세포에서만 입력을 받는다. 즉, 동일한 계층의 다른 인공신경세포, 이후 계층, 또는 대부분의 경우 현재 계층 이전의 두 개 이상의 계층에서 입력을 받지 않는다. CNN이 정방향 인공신경망에 비해 특별한 점은 CNN의 인공신경세포의 활성은 이웃한 인공신경세포의 활성과 특정 단위를 구성하여 합성곱(컨볼루션, convolution)의 연산을 수행한다는 것이다. 즉 인접한 인공신경세포끼리 연관성을 가지고 있다는 이야기이다. 그 결과 형성된 2차원 특징지도(feature map)라는 단위는 영장류의 시각신경계에 대한 초기 발견에서 큰 영감을 받았다 (Hubel and Wiesel, 1962). 1962년에 David Hubel과 Torsten Wiesel은 일차 시각 피질(primary visual cortex)의 신경세포들이 단순한 특징에 반응한다는 것을 발견했다. 특히 매우 특정한 공간 위치에서만, 선호하는 방향에 가장 강하게 반응하는 단순한 세포(simple cell)와 반응에 더 많은 공간직 불변성(invariance)을 가진 복잡한 세포(complex cell)를 발견했는데, 선호하는 위치가 각각 다른 여러 단순한 세포들의 입력을 합성곱의 형태로 수용함으로써 복잡한 세포들이 불변성을 달성한다는 결과를 발표했다. 생명체의 시각에서 수행되는 이러한 연산의 형태는 CNN의 풀링(pooling) 연산과정에도 큰 영향을 주었다고 CNN의 초기 개발자이자 딥러닝의 대부 중 한 명으로 알려진 Yann LeCunn이 직접 밝힌 바 있다.

순환 신경망은 내부 은닉 상태(hidden state)를 통해 순차적 데이터를 처리하는 인공신경망이다. 표준 순차적 신경망은 시간에 관한 개념이 없었고, 긴 시간에 걸쳐 제공되는 정보를 작은 단위로 쪼개서 독립적으로 처리하는 형태를 가졌기에 시간적 정보를 표상하기에 상당히 불편했다. 반면 순환신경망은 매개 변수 집합이 여러 시간에 걸쳐 공유되므로, 시간적 의존성이 있는 정보의 입력을 처리할 수 있다. 특히 가변적 길이를 가진 정보도 처리할 수 있도록 고안되었기에 자연어 처리 초기에 많은 성과를 거두었던 모델이었다. 하지만 초기 순환신경망은 입력 정보의 길이가 길어지고, 현재 정보가 오래된 정보에 의존해야 하는 경우에 장기 의존성 학습을 방해하는 '그레이디언트 폭발 및 소멸 문제(Explosion or Vanishing Gradient Problem)'에 직면하게 되었다. 따라서 인공지능의 연구자들은 게이팅(gating) 메커니즘으로 순환 세포의 연산을 풍부하게 할 것을 제안하였다. 그 중에 가장 유명한 성과는 Long-Short-Term-Memory(LSTM)이었는데, 이는 장기 단기 메모리 네트워크 게이트를 사용하여 메모리 셀로 향하는 정보의 흐름을 제어하고 망각 과정을 조절하여 그레이디언트 폭발 및 소멸 문제를 해결하고자 하였다. 이런 게이팅 메커니즘에 쓰이는 연산들은 당시 전두엽에서 수행된다고 알려져 있던 작업 기억(working memory)과 망각에 대한 신경과학의 연구결과들로부터 영감을 얻어 연산적 풍부함을 더함으로써 획기적인 발전을 이루어 냈다 (Sawaguchi and Goldman-Rakic, 1991).

2.3. 일반화(generalization)에 필요한 정보의 표상형태를 제시한 격자세포(Grid cell)

1930년대까지 전 세계 심리학자들은 B.F Skinner의 학문적 영향으로부터 자유롭지 않았다(Schneider et al., 1987). 그가 주장하는 행동주의는 많은 행동을 너무나도 잘 설명해냈기에 의미 있는 수준의 반증을 찾는 것은 매우 어려웠다. 해당 이론에 체계적인 반론을 제기하여 학계의 흐름을 바꾼 사람은 캘리포니아 주립대 버클리 캠퍼스의 심리학과에 재직했던 Edward Tolman이었다. 생명체는 '인지 지도(Cognitive map)'를 이용하여 학습한다는 이론을 통해 생명체는 단순한 자극–반응(stimulus-re-sponse)을 연산하는 과정으로만 학습한다는 기존 학설을 반박했다(Tolman et al., 1930). 그리고 행동주의자들도 반박하기 어려운 훌륭한 실험 디자인을 통해 자신의 이론을 검증해냈다. 그러나 1970년대까지 Tolman의 인지지도 이론은 반쪽짜리로 여겨졌었다. 뇌 혹은 뇌가 수행하는 연산의 기초단위인 신경세포가 지도의 형태로 정보를 표상한다는 결과가 없었기에 심리학 이외의 분야에서 쉽게 받아들여지지 않았다. 하지만 John O'Keefe가 1972년도에 발표한 해마(Hippocampus)에 존재하는 위치세포(place cell; O'Keefe et al., 1978)와 Moser 부부가 2005년에 발표한 내후각피질(Medial entorhinal cortex, MEC)에 존재하는 격자 세포(grid cell; Haftings et al., 2005)는 Tolman의 주장이 실제 신경과학적 근거를 가진 이론이라는 사실을 증명해줬다. 이에 따른 공로로 John O'Keefe와 Moser 부부는 2014년 노벨 생의학상을 공동으로 수상하게 되었다.

격자 형태의 정보표상은 2015년에 DQN, 2016년에는 알파고의 쾌거를 이루어 냈지만, 일반 인공지능(Artificial General Intelligence)을 꿈꾸며 알파고의 한계를 극복하고자 했던 딥마인드의 연구자들에게 통찰력을 제공했다. 특히 공간과 공간 사이의 관계성을 표상하는 격자세포는 적은 수의 인공신경세포만으로도 다양한 상황에서 일반적으로 문제를 해결할 수 있도록 인공지능을 개발하는 데 필요한 정보 표상 형태의 후보로 여겨졌다. 옥스포드의 Timothy Behrens과 같은 신경과학자는 2016년 사이언스에 기고한 논문을 통해 단순히 공간과 공간 사이의 관계 뿐만이 아니라 다양한 일반적인 개념 정보에 대한 관계를 격자세포가 표상한다는 논문을 출판하였고(Constantinescu et al., 2016), 이러한 신경과학적 연구를 기반으로 구글 딥마인드는 2018년 〈네이처〉지에 다양하게

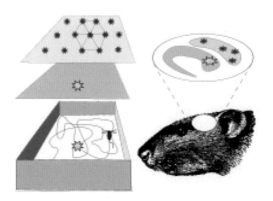

그림 2. 위치 세포 및 격자 세포, 위키피디아 수록

변하는 상황에서 길을 탐험하고 영리하게 지름길을 찾는 등의 일반적 지능의 형태를 보이는 초기 일반지능의 형태를 발표하기에 이르렀다 (Baninos et al., 2018).

3. 인공지능의 통찰력을 통해 새로운 단계로 나아간 신경과학

반대로 최신 신경과학 연구도 인공지능 발달에 힘입어 새로운 국면에 접어들었다. 인공지능 혹은 인공지능의 세부 분야들이 신경과학에 영향을 끼친 하나는 뇌에서 측정되는 신경세포 군집의 시계열 데이터의 의미를 더욱 정확히 이해하게 도와준 것이다(Hong et al., 2016). 하지만 더 근본적인 통찰력은 신경세포들이 어떤 이유로 인해 특정 원리를 가지고 정보를 표상하는지에 대한 이해를 도운 것이다. 여기에서는 예시 세 가지를 통해 개괄적으로 인공지능의 발전 및 인공지능 연구자들의 이론, 혹은 그들의 문제해결 방식이 신경과학에 어떤 통찰력을 주었는지에 대하여 구체적으로 살펴보도록 하겠다.

3.1 Tommy Poggio와 James DiCarlo의 연구들

계산신경과학자들은 시각신경계의 위계적 정보처리를 모사하면서 생명체가 물체를 구분하는 정도의 수행도를 갖는 모델을 만들고자 오래 전부터 시도했다. 뇌를 이해하는 배타적인 세 단계인 연산(computation), 알고리즘(algorithm), 물리적 구현(physical implementation)을 주장한 천재 계산신경과학자 David Marr의 친구로도 유명한 MIT의 Tommy Poggio 는 그런 시도를 하는 연구자 중 선두에 있었다. Poggio는 노벨수상자인 Hubel과 Wiesel의 발견부터 시작된 망막수용장(receptive field) 연구 결과들을 반영해 망막수용장의 특징을 최대한 정교하게 유지한 채 그것들을 층층이 쌓아 연결시킨 인공지능인 HMAX를 만들었다(Riesenhuber et al., 1999). 각 층의 인공신경세포들이 수행하는 가장 중요한 역할은 밑의 층에서 전달된 정보에서 가장 중요한 특징(feature)을 추출하여 위의 층으로 전달하는 것이었다. 그리고 마지막 층에 입력 값으로 주어진 물체가 나타나는지 확인하는 방법으로 물체인식(object recognition) 수행도를 판단했다. 즉 이 모델은 비지도학습을 수행하는 다층(multi-layer) 모델이었던 것이다. 이 모델이 성취하고자 하는 최종 목적은 각 층이 실제 생명체의 망막수용장과 유사한 표상을 갖도록 하는 것이었다. 그러나 오랜 시간 동안 Poggio의 모델은 인간이 보이는 수행도에 비해 현저히 낮은 수행도를 보여줬다.

그러나 2012년도부터 시작된 딥러닝의 도약에서 영향을 받아 Tommy Poggio와 그의 MIT 동료인 James DiCarlo는 문제를 새로운 각도에서 접근하기 시작했다(Yamins et al., 2014). 생물학적 디테일을 먼저 고려하여 인공지능을 만드는 것이 아니라 그 당시 발전하기 시작했던 CNN의 기본 단위를 무작정 층층이 쌓고 생명체가 해결하는 문제와 동일한 문제, 즉 물체 인식문제(object recognition)를 수행하는 데 최적화되도록 딥러닝 모델을 구현했다. 그리고 문제를 비지도학습이 아닌 지도학습(supervised learning) 문제로 바꾸고, Geoffery Hinton이 개발한 역전파 신호를 통해 가중치를 업데이트하는 방식으로 훈련을 시켰다. 이런 시도는 놀라운 성과를 가져왔다. 단순히 더 좋은 수행도를 갖게 될 뿐만 아니라, 이렇게 훈련된 네트워크의 각 층을 살펴보니 놀랍게도 생명체가 동일한 과제를 수행할 때 각 시각영역에서 보이는 신경세포들의 활성과 유사한 활성도를 보이는 것을 확인할 수 있었다. 인공지능의 발전이 신경과학자들이 문제를 완전히 새롭게 규정하여 접근할 수 있도록 유도한 것이다.

3.2 RPE의 신경과학적 기전의 발견

영국의 신경과학자인 Wolfram Schultz는 움직임과 연관된 도파민 신경세포의 신경 활동을 모니터링하기 위해 원숭이가 먹이를 잡는 순간에 신경세포의 발화를 연구했다. 그의 과학적 가설은 먹이를 집으려고 움직일 때 도파민 신경세포가 발화하는 것이었다. 원숭이가 과자를 가지러 이동할 때 신경세포는 반응하지 않았고 오히려 먹이에 대한 접근을 조절하기 위한 문이 열릴 때만 신경세포가 발화를 하였다. 더욱 놀라운 발견은 반복적인 패턴으로만 먹이를 받자 도파민 신경세포들은 발화하지 않았다. 슐츠의 연구팀은 그런 현상을 설명하거나 예측할 수 있는 적절한 개념을 가지고 있지 않았기에 '기대하지 않았던 보상'에 대해 반응하는 도파민을 설명하는 논문을 출판하는 것에 그쳤다(Ljungberg et al., 1992).

하지만 계산신경과학자이자 인공지능의 알고리즘에 상당한 영향을 끼친 Peter Dayan에게 Woflram Schultz의 데이터는 자신이 연구하는 강화학습의 알고리즘 중 하나인 보상예측오류(reward prediction error 혹은 RPE)

를 설명해줄 수 있는 근거였다. 보상예측오류는 강화학습의 에이전트가 기대 이상의 결과를 가질 때만 행동을 반복하는 알고리즘이다. Wolfram의 데이터가 해당결과에 대한 초기의 해석이 모호한 채로 출판이 되었을 때, Peter Dayan은 데이터 결과를 완벽히 해석하지 못하고 있던 Wolfram에게 연락하여 강화학습의 알고리즘을 뒷받침하는 근거로 데이터를 주는 조건으로 함께 새로운 결과물을 출판하기로 하였다. 신경과학에서 가장 많이 인용되었다고 알려진 이 논문은 이러한 계기로 1997년 세상에 나오게 되었다(Schultz et al., 1997). 해당 협동 연구는 인공지능을 구현하고자 하는 연구를 통해 얻어진 중요한 수학적 원리가 신경과학의 데이터를 새로운 각도로 해석할 수 있도록 돕는 중요한 예시에 해당한다.

4. 인공지능과 신경과학의 연구 방향성 및 두 분야의 연구가 멀어지게 된 이유

지능(intelligence)이라는 공통적인 주제를 다루는 두 분야의 연구는 각각 어떤 방향성을 갖는 것일까? 이 질문에 답을 할 수 있다면, '서로 어떤 영향을 주고 받고 있는지', '앞으로 그 영향을 어떻게 긍정적으로 극대화 할 수 있을지'와 같은 상세하고 미래지향적인 고민을 기대할 수 있을 것이다.

신경과학자들은 '생존을 위협하는 환경 속에서 진화를 통해 뇌라는 하드웨어를 최적화(optimize)해온 생명체에게는 소소한 디테일이 생존에 직결되는 요소일 수 있다'라는 대전제 하에 질문을 던진다. 그런 섬세한 하드웨어를 바탕으로 구현한 지능을 연구하는 신경과학자들에게는 하드웨어의 디테일이란 쉽게 무시할 수 없는 요소로 여겨진다. 따라서 과거 많은 신경과학 연구들이 하드웨어의 특성 자체를 밝히는 데 주력을 했었고, 그들이 개발한 소수의 수학적 모델은 하드웨어가 보이는 특성을 모사하는 것을 성취의 종착점으로 삼았다. 그러한 연구방향의 예는 세포의 유형을 자세하게 밝히는 데 집중했던 연구의 방향이나, divisive normalization이라는 정량모델의 개발과정을 보면 잘 알 수 있다 (Heeger 1992). 하지만 왜 특정 수학적 원리를 따라 생명체의 뇌, 더 깊이는 신경세포와 세포의 연결성이라는 하드웨어가 구성되어 있는지, 지능 구성에 그런 원리가 어떻게 도움이 되는지 등은 신경과학 연구의 중심에서 벗어나 있었다. 오히려 신경과학계를 잠식했었고 저자도 종종 추구했던 연구의 가장 부끄러운 방향성 중 하나는 '땅따먹기'이다. 더 전문적인 용어로 풀어 설명하자면, 이는 아주 지엽적인 인지과정과 특정 뇌영역의 활성도를 묶어서 연구결과를 발표하는 것을 의미한다. 이러한 행태의 연구는 1990년대 후반부터 2000년대 후반까지 많은 논문들을 생산해냈으며, 인지과정의 정의를 확장하고 새롭게 정의된 인지과정이 새로운 영역과 연관이 된다는 것을 발견할수록 더 임팩트가 큰 논문에 게재되고는 했었다. 하지만 인위적으로 구분한 뇌 영역은 유한하고, 확장된 인지과정은 유의미한 변화라고 하기보다는 사소한 변형만 가미된 수평이동을 거듭할 뿐이었다. 그런 연구방향의 끝에는 뇌라는 하드웨어가 '어떤 원리를 통해 인지를 구현하는지', '왜 그런 원리가 최적화된 원리인지' 등에 대한 설명이 결여되어 있다. 예를 들면, '먹이가 2개에서 3개로 늘어날 때 영역 A가 활성화 된다', '먹이가 나오는 스케줄이 더이상 예상하기 어려울 때 영역 B가 활성화된다' 등의 연구 형태는 '뇌가 어떻게 지능을 구현하는지'에 대한 답을 할 수 없었다. 논문에 출판하기 위해 행동과제를 극도로 단순화시키고, 뇌 영역과 국소적 인지과정의 상관관계를 입증하는 결과를 얻는 연구동향은 신경과학자들이 환원화 된 패러다임(reductionist paradigm)에서 왜 벗어나야 하는지, 어떻게 벗어나야 하는지를 고민하는 법을 잊게 만들었다. 이런 연구방향이 대접을 받아왔던 신경과학의 연구 동향은 인공지능 연구자들이 통찰력을 얻기에는 어려운 결과만 내놓을 뿐이었다.

반면 최소의 요소들을 가지고 최적의 지능을 구현해야 하는 '제약 속 최적화(constrained optimization)' 문제를 해결하는 인공지능 연구자들에게는 하드웨어의 디테일보다는 소프트웨어의 효율성과 범용성이 훨씬 더 중요한 문제로 다가온다. 따라서 인공지능 연구자들은 '현존하는 가장 효율적인 하드웨어를 가지고 수행도가 높고, 범용적으로 과제를 수행할 수 있는 인공지능을 만들자'라는 방향으로 연구를 진행하였다. 따라서 인공지능의 경우에는 자신들이 생성한 '생성물'의 수행도를 빠르게 검증하고 다른 연구결과와 공정하게 성능비교(benchmarking)하기 위해 과제를 단순화 시켰다. 수많은 인공지능 학회에서 다양한 연구진이 사용하는 데이터셋이 CIFAR, MNIST, Omniglot 등을 손에 꼽는다는 것과 Mujoco, Atari 등만이 대다수의 강화학습에 반복적으로 등장한다는 것을 상기해보면 이를 쉽게 이해할 수 있다. 대대로 많이 사용되어왔던 CIFAR, MNIST 등은 지나치게 단순할 뿐만 아니라 생명체의 인지와 하등의 관계가 없다는 측면에서 신경과학자들이 인공지능연구자에게 찾아오게 할 어떠한 인센티브도 주지 못했다. '어떤 문제를 해결하는가', '해결하는 문제가 의미가 있는가' 등은 인공지능연구자들에게 최우선의 문제가 아닐 수도 있다는 점에서 두 분야 사이엔 좁힐 수 없는 간극이 있었다. 눈앞의 공동 문제를 높은 수행도를 가지고 해결하는 인공지능을 개발하는 것에 초점을 맞추고, 많은 단순한 문제의 해결에 초점을 맞추던 인공지능의 연구도 많은 한계에 부딪혔다. 예를 들어, 라이더 등 최첨단 측정기기와 인간의 기억력과 비교할 수도 없는 저장용량을 사용하는 자율주행 자동차는 인간이면 손쉽게 해결할 수 있는 다양한 상황들에 대해 쉽게 일반화하지 못하는 경우를 종종 보인다.

각 분야의 연구방향을 요약하자면 현대 인공지능은 환경에 대한 적응적 행동(adaptive behavior)을 수행할 수 있는 에이전트를 구현(engineering)하는 방향성을, 현대 신경과학은 환경에 대한 적응적 행동을 성공적으로 수행하여 현재까지 생존한 생명체들에 대한 역설계(reverse engineering)를 통해 지능의 원리를 이해하고자 하는 방향성을 가진 연구를 수행하는 것이 핵심이다. 지능을 '구현하느냐' '재현하느냐'의 사소한 차이만이 존재해 서로의 연구 지향점에서 도움을 받을 수 있을 것 같은 신경과학과 인공지능 연구자들은 서로의 분야가 서로에게 충분한 통찰력을 제공하지 못하고 있다는 주장을 제기하고 있다. 신경과학자들은 인공지능 연구자들이 개발한 모델에 대해 '다양한 생물, 특히 인간의 하드웨어 디테일을 무시한 모델이 자연지능을 이해하는데 과연 도움이 될 수 있을까'라는 의구심을 제시한다. 반대로 인공지능 연구자들은 '생물학적 디테일에 천착하고 더 큰 원리에 대해 무관심하다'라는 근거로 신경과학자들과 소통이 어렵다고 이야기한다. 이런 현상을 반영하듯 하버드 심리학과의 저명한 계산신경과학자인 Samuel Gershman 교수는 최근 자신의 트위터 계정을 통해 '신경과학자들이 생각하는 것만큼 신경과학은 인공지능의 개발에 영향을 주지 못했다'라고 강하게 주장하였다. 인공지능의 암흑기를 꿋꿋하게 견뎌온 대부 격인 Geoffery Hinton, Yoshua Bengio, Yann Lecun 등은 오히려 신경과학의 수많은 부분에서 영향을 받아왔다고 주장하며 이런 논란을 일축하고자 했으나, 각 분야의 젊은 연구자들은 서로 정말 영향을 끼쳤는지에 대한 의구심을 떨치지 못하고 있다. 지능이라는 공통의 주제를 고민하기도 하고, 오랜 역사동안 서로 간에 영향을 주거니 받거니하며 발전해 온 신경과학과 인공지능은 어떤 연유로 인해 서로 동떨어진 분야처럼 독자적인 길을 걷게 되었을까? 정말로 Gershman 교수의 주장은 근거를 가지고 있을까? 신경과학과 인공지능은 어떻게 하면 이전처럼 통찰력을 공유하며 서로의 발전을 촉진할 수 있을까?

5. 결론: 두 분야 간 단절을 해결하는 방안

 이미 각 분야가 가진 문제점을 개괄적으로 서술함을 통해 소통의 단절, 더 나아가 통찰력 공유의 단절을 해결할 수 있는 방안을 간접적으로 제시했다. 아마도 훨씬 깊이 있는 해결방안들이 존재하겠지만, 구체적으로 다음과 같은 세 가지 측면을 논의해 볼 수 있을 것이다.

 첫 번째로는 하드웨어에 관한 서로의 입장을 차용해서 사고하는 훈련, 생물학적 구체성(details)과 추상성(abstraction) 사이의 균형 잡힌 사고를 하는 훈련을 하는 것이다. 인공신경망의 모든 인공신경세포들이 동질성을 가진다고 가정하는 것을 뒤집어 신경세포들이 기능해부학적으로 서로 다르듯 인공신경세포들의 연산적 다양성을 부여했을 때 연산능력의 변화를 연구한 Krishna Shenoy 연구팀과 Karl Disserotth 연구팀의 공동연구는 인공지능에 생물학적 구체성을 더하여 연구한 하나의 예가 될 수 있다(Sylwestrak et al., 2022). 얼핏 생각하면 '가중치와 활성도가 다른 인공신경세포가 이미 그것을 의미하지 않나'라는 생각을 할 수 있지만, 생명체의 신경세포는 그런 차이를 넘어서 시간적 자기상관성 (temporal autocorrelation), 자극 선택성(stimulus selectivity), 그리고 순환연결성 (recurrency) 등이 모두 다를 수 있다. 그런 것을 충실히 반영했을 때 위의 연구팀들은 네트워크에서 더욱 큰 통찰력을 얻을 수 있었다.

두 번째로는 각각의 분야에서 공유하는 복잡도를 가진 행동과제를 고안하고 공동연구를 수행하는 것이다. 단순화를 시킨 방향은 조금 다르지만, 각 분야는 서로 다른 이유를 가지고 과제의 단순화를 추구해왔다. 하지만 서로가 관심이 있는 방향으로 수렴해 나가며 과제의 난이도를 높인다면 양측에 이득을 가져다 줄 수 있다. 이런 역할을 가장 충실히 수행하는 집단으로 구글 딥마인드를 예로 들 수 있다. Demis Hassabis, Matthew Botvinick이라는 계산신경과학자들이 수장으로 있으며 수많은 독립적 연구팀들을 이끌어가는 체제로 구성되어 있는 딥마인드는 신경과학에서 풀어야 하는 인지과정을 기존의 신경과학 실험과 유사하게 환원(reduction)시키지 않은 채 최고의 인공지능 연구자들을 동원해 해결하는 연구성과를 많이 만들어냈다. 2018년에 〈네이처〉 지에 소개된 Andre Baninos의 연구는 이러한 방향에서 나온 훌륭한 예시로서, 격자세포와 일반화의 관계를 궁금해하던 신경과학자들에게 꼭 필요한 결과를 in-silico 방법으로 구현해냈으며, 수많은 신경과학의 파생연구를 가져온 인공지능 연구결과였다(Banino et al., 2018). 이런 방식으로 복잡도가 공유되는 행동과제를 이용한 연구는 신경과학에 필요한 통찰력을 제공할 뿐만 아니라 일반인공지능에 필요한 정보표상에 대한 힌트를 제공할 수 있다.

세 번째로는 신경과학자들은 땅따먹기 방식의 연구를 줄여 나가고, 인공지능 연구자들은 새로운 평가기준을 고민해보는 것이다. 앞서 언급했지만, 현재 신경과학자들의 연구방식은 열심히 지도를 그리는 것에 해당한다. 아니, 이미 지도는 어느 정도 완성이 되었는데 경계선을 다시 긋는 느낌의 연구를 수행하는 단계에 해당한다고 볼 수 있다. 신경과학은 지도그리기(mapping)에서 벗어나 연산에 유의미한 기초 단위를 찾고 지도 안에서 일어나는 활동에서 찾을 수 있는 원리를 수학적 엄밀함을 가지고 밝혀내는 것에 집중을 해야 한다. 카네기 멜론 대학교의 Byron Yu 교수의 연구팀이 밝혀냈던 소통 부분공간(communication subspace)과 같이 뇌와 뇌 사이, 영역과 영역 사이의 원리를 밝히는 연구가 그런 예에 해당한다(Semedo et al., 2019). 이런 원리를 인공신경망의 서로 다른 층의 연결을 제약하는 데 필요한 원리로 가져가 구현해보고 새롭게 변하는 인공신경망을 들여다봄으로써 신경과학은 인공지능에 통찰력을 가져다 줄 수 있다. 인공지능 분야에는 하드웨어적 고려 없이 수행도(performance)만을 가지고 성과를 정량화 했던 평가기준을 조금 더 확장하는 것을 통해 획일화되기 쉬운 경쟁을 다양화시키는 방법을 제안해볼 수 있다. 새로운 평가항목으로 제안할 수 있는 것에는 자원효율성(resource efficiency)이 있다. 현존하는 최고의 인공지능인 ChatGPT는 인간의 두뇌에 있는 신경세포보다 훨씬 많은 인공신경세포를 가지고 있고, 소비전력은 생명체가 지능을 구현하기 위해 사용하는 에너지와 비교할 수도 없이 크다(Zhu et al., 2023). 다시 말해 자원효율성(resource efficiency)이 결여된다. 진화의 가혹한 환경에서 언제 다시 섭취할 수 있을지도 모르는 먹이가 주는 작은 에너지를 효율적으로 사용하면서 최적화된 생명체의 뇌와 인공지능 연구자에 의해 자원의 제약 없이 구현된 인공신경망은 전혀 다른 방법으로 문제를 풀고 있을 수도 있다. 다행히도 인공지능 연구자들의 한 무리들은 자원효율성을 달성할 수 있는 인공신경망을 구사하는 것에 관심을 가지고 있다. 자원효율성을 궁극의 목표로 갖지는 않지만 관련된 연구는 Spiking Neural Network(SNN)를 구현하고자 하는 연구이다(Zenke et al., 2021). 현대 인공신경망은 보통 연산마다 항상 특정 값을 가지고 연산에 참여하는 rate network을 기반으로 구현되어 있다. 반면 SNN은 실제 생물체의 신경세포는 일시적(transient)인 발화를 통해 연산에 참여한다는 것에 착안하여 새로운 단위를 고안해냈다. SNN의 인공신경세포들은 연산에 참여할 때만 발화하기 때문에 에너지 효율이 일반적인 인공신경망에서 사용하는 rate neuron보다 훨씬 높고, 그런 특성으로 인해 neuromorphic칩을 구현할 때 사용된다. 또한 생명체와의 유사도가 훨씬 높기 때문에, rate neuron과 SNN이 보이는 차이는 생명체의 지능 구현방법에 대해 추가적인 통찰력을 제공할 수 있다. 자원효율성은 하나의 예시에 불과하지만, 생명체와의 유사성을 인공지능의 평가항목으로 확장한다면 인공지능의 연구가 신경과학에 통찰력을 제공할 수 있는 여지는 충분히 있다.

이러한 방안들은 옳지 않을 수도 있고 이미 특정 연구그룹의 내부에서 심각하게 고민하고 있는 문제일 수도 있다. 하지만 끊임없이 서로에게 미쳐왔던 영향을 후속세대에 가르치는 것을 게을리하거나 서로 간의 소통 방안에 대해 고민하는 것을 멈춘다면, 지능을 연구하는 형제 같은 신경과학과 인공지능 연구는 점점 서로 관계없는 분야로 멀어질 수도 있다.

뇌기반 통증 바이오마커의 현재와 미래

/

우충완, PhD,
성균관대학교 지능형정밀헬스케어융합전공

한 문장 요약

통증 평가의 어려움에 대한 대안으로 fMRI기반의 뇌바이오마커가 제시되고
있으나, 복잡한 모델 해석, 낮은 정확도, 개인차, 만성통증 적용가능성 등의
문제가 있어 개선이 필요하며, 다양한 바이오마커의 종류와 용도를 고려한
개발이 중요하다.

5

통증의 복잡성과 주관성으로 인해 통증 평가는 어려운 과제다. 시스템 수준의 뇌기능 정보를 추출할 수 있는 기능자기공명영상(fMRI)에 기반한 뇌바이오마커는 이에 대한 대안을 제시한다. fMRI는 살아 있는 뇌의 활동 정도를 측정할 수 있는 in vivo 뉴로이미징 기법 중 하나로, fMRI와 기계학습을 접목시킨 브레인 디코딩 기술은 뇌 활성화 패턴으로부터 통증을 읽어내려고 하는 시도에 활발히 사용되고 있다. 하지만, 복잡한 뇌기반 예측모델의 해석은 쉽지 않으며, 이를 위한 다층적 모델 해석 프레임워크가 필요하다. 또한 낮은 정확도, 개인차, 만성 통증에의 일반화 등, fMRI 기반 통증 바이오마커 개발에는 여전히 많은 도전이 존재하며, 여러 연구자들이 이에 대한 여러 해결 방안을 모색 중이다. 마지막으로, 바이오마커에는 다양한 종류 및 용도가 존재하며, 이를 감안하여 특정 목표에 맞는 바이오마커를 개발하는 것이 중요하다.

1. 서론: 통증 바이오마커의 필요성

    통증은 개인차가 매우 크고 실시간으로 변화하는 복잡하고 주관적인 경험이다. 예를 들어, 같은 세기의 외부 자극에도, 각자 다른 세기의 통증을 경험하며, 한 사람 내에서도 매번 상황이나 기분에 따라 다른 정도의 통증을 경험하기도 한다. 통증 연구의 선구자인 로널드 멜작(Ronald Melzack)은 만성통증 환자들의 통증의 종류와 세기를 평가하기 위한 맥길통증 질문지를 만들면서 50개가 넘는 종류의 단어를 포함시켰다. 이처럼 통증 경험은 매우 복잡하고 질적으로 다양한 경험이다. 하지만, 응급실이나 통증 치료를 위해 클리닉에 가게 되면 주로 1–10점 척도로 통증의 세기를 평가한다. 그 외에는 통증을 평가하기 위해 특별히 사용되는 도구가 없을 정도로, 임상장면에서의 통증 평가는 매우 제한적이다.

    통증이 복잡하고 주관적인 경험인 만큼, 통증을 객관적으로 측정할 수 있는 바이오마커 개발은 매우 중요한 과제이다. 예를 들어, 현재 통중 조절을 위한 신약 개발이 계속 실패하고 있는데, 그 이유 중 하나는, 자기보고식 통증 평가가 위약 효과에 영향을 쉽게 받기 때문이다. 만약 위약 효과에 영향을 받지 않는 통증 바이오마커가 있다면 신약 개발에 큰 도움이 될 것이다. 이러한 필요성은 최근 NIH에서 시작한 연구 펀딩 프로그램인 HEAL 이니셔티브에서도 인정받아, 통증 바이오마커의 개발과 검증은 HEAL 이니셔티브의 큰 연구 프로그램의 항목으로 선정되어 현재 진행되고 있다.

통증 바이오마커 개발을 위해서 우리는 어떤 도구를 사용해야 할까? 기능자기공명영상(fMRI)은 통증 바이오마커 개발에 굉장히 중요한 툴을 제공한다. 통증은 뇌의 여러 영역들에 분산되어 처리된다고 잘 알려져 있다. 최근에는 통각 처리(nociceptive processing)조차도 뇌의 여러 시스템에 걸쳐서 처리된다고 제안되고 있다(Coghill, 2020). 즉, 통증을 유발하는 자극을 처리하는 경로는 하나가 아니라, 여러 개의 평행 경로들(parellel pathways)이 통증 처리를 위해 존재한다는 것이다. 예를 들어, 척수−시상−대뇌피질을 통과하는 경로들(spino-thalamo-cortical pathways)도 하나가 아니라 여러 개 존재하며, 이 외에도 팔곁−편도체−대뇌피질 경로(parabrachio-amygdala-cortical pathway)도 존재한다는 것이 알려져 있다. 이를 가리켜 우리는 통증이 degenerate 기제를 가진다고 말한다. 그러므로 통증을 뇌로부터 읽어내기 위해서는 반드시 시스템 수준의 뇌영상 기법이 필요하다.

2. 본론

2.1. 기능자기공명영상과 통증

　시스템 수준의 뇌영상 기법들 중에서도 특히 기능자기공명영상(functional MRI, fMRI)이 중요한 기회를 제공한다. fMRI의 원리는 다음과 같다. 신경세포가 활성화하면 이에 필요한 에너지를 공급하기 위해 그 뇌영역에 순간적으로 산화 헤모글로빈(oxyhemoglobin)이 풍부한 혈액이 보충되며, 산화 대 탈산화 헤모글로빈의 양이 달라진다. fMRI는 혈액의 양 혹은 산화 탈산화 헤모글로빈 양의 차이 등을 검출하게 되는데, 후자의 경우가 바로 혈류 산소 수준(blood oxygen level dependent, BOLD) 신호이다. 이 BOLD fMRI는 현재 가장 많이 쓰이는 fMRI의 종류이다.

　fMRI는 살아 있는 뇌의 활동 정도를 측정할 수 있는 in vivo 뉴로이미징 기법들 중 인기가 가장 많은 방법 중 하나이다. 이는 fMRI가 비슷한 침습 수준을 가진 뉴로이미징 기법들 중의 시간적, 공간적 해상도가 가장 좋은 편이기 때문이다. 특히 fMRI은 피질하 영역이나 뇌간 영역 같이 깊이 있는 뇌영역들을 이미징할 수 있다는 점이 강점이다. 하지만, fMRI를 이용하기 위해서는 값비싼 MRI 장비를 구비해야 한다는 점과, 데이터 질을 보장하기 위해서는 지속적인 관리가 필요하다는 점에서 여전히 어려운 점이 있다. 이에 MR 과학자가 상주하여 협력할 수 있는 이미징 센터의 존재는 fMRI 연구에 있어 매우 중요하다 하겠다.

fMRI 기법을 최초로 인간에게 적용한 연구는 인간의 시각반응을 연구한 1992년 세이지 오가와(Seiji Ogawa)의 논문이다(Ogawa et al., 1992). 바로 3년 뒤인 1995년에는 케런 데이비스(Karen Davis)의 주도로 전기 자극을 이용하여 인간에게 통증을 유발하면서 뇌의 활성화 패턴을 살펴본 연구가 저널 NeuroReport에 보고되었다(Davis et al., 1995). 이처럼 fMRI 기술은 세상에 나오자마자 통증 연구에 적용되었는데, 연구자들이 fMRI를 이용한 통증연구에 얼마나 큰 관심을 보였는지 알 수 있다. 이후 현재까지 약 30년의 시간이 지나면서 fMRI 기술뿐만 아니라, 고차원 데이터 분석 기술(high-dimensional data analysis)이 눈부시게 발전되었다. 이에 현재는 fMRI와 기계학습을 접목시킨 브레인 디코딩 기술이 각광을 받고 있다. 이 브레인 디코딩 기술 또한 당연히 통증 연구에 적용이 되고 있으며, 법정에서나 혹은 의료 장면에서 통증을 증명하거나 진단하기 위한 방법으로 통증의 브레인 디코딩 기술을 사용하고자 하는 노력들이 이루어지고 있다.

2.2. 통증의 브레인 디코딩

그런데 fMRI를 이용, 통증을 뇌에서 읽어내기 위해서는 한 가지 큰 변화가 필요했는데, 바로 기존에 주로 이루어졌던 단변량 맵핑 기법에서 다변량 맵핑에 초점을 맞춘 예측 모델링으로의 전환이다. 일반적으로 단변량 맵핑에서는 특정 과제나 정신적인 사건과 관련된 변수들이 독립변수(independent variable, x)가 되고, 뇌의 각 복셀이나 영역들의 활성화 변수들이 종속변수(dependent variable, y)가 된다. 이후 뇌의 각 영역에 대해 회귀분석을 실시하게 된다. 이 기법은 기능의 뇌국재화(localization)에 초점을 맞추고 있다. 반면, 예측 모델링 기법에서는 통증과 같이 연구자가 관심있는 결과(outcome)와 관련된 변수가 종속변수(y)가 되고 뇌 활성화패턴이 독립변수(x)가 된다. 즉, 기존의 단변량 맵핑과 비교해서 x와 y가 완전히 뒤바뀌는 것이다. 이러한 예측 모델링 기법은 뇌에서 기능을 읽어내는 브레인디코딩에 초점을 맞추게 된다.

이러한 기법을 이용하여 필자를 포함한 Tor Wager 교수 연구팀은 2013년에 열자극에 의해 유발되는 통증의 세기를 예측할 수 있는 뇌영상 모델을 개발하였으며, 이를 신경학적 통증 시그니처(Neurologic Pain Signature, NPS)라 명명하고 New England Journal of Medicine에 이를 발표하였다(Wager et al., 2013). 이 NPS는 모든 복셀에 걸쳐 예측 가중치를 배정하고 모아놓은, 즉 예측 가중치들의 집합으로 이루어진 하나의 모델을 가리킨다. NPS는 4개 연구에 걸쳐서 아프진 않지만 따뜻한 열자극, 통증을 예상하는 상태, 그리고 정서적인 통증이나 통증을 떠올리는 상태 등과 같이 통증과 유사한 상태들과 통증 상태를 90% 이상의 정확도로 구별해 낼 수 있었다. 또한 진통 약물을 주입했을 때 줄어드는 통증 정도와 유사하게 NPS의 세기도 줄어드는 것을 관찰하였다.

하지만, NPS는 여전히 single-trial 수준에서는 낮은 예측력을 보였으며, 특히 같은 세기의 통증 자극에도 때에 따라, 또 사람에 따라 다른 강도의 통증을 경험하는 것을 설명 하지 못했다. 이에 새로운 연구에서 우리는 통각 자극의 입력, 그 이상의 통증 경험의 변량을 설명할 수 있는 뇌바이오마커를 개발하였고, 이를 자극세기와 독립적인 통증 시그니쳐(Stimulus Intensity Independent Pain Signature, SIIPS)라고 명명하였다 (Woo et al., 2017). SIIPS는 NPS와 함께 하나의 열자극 시행 수준의 통증 변량의 약 25.7%를 설명할 수 있었으며, NPS가 설명하는 것 이상으로

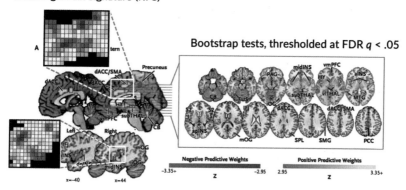

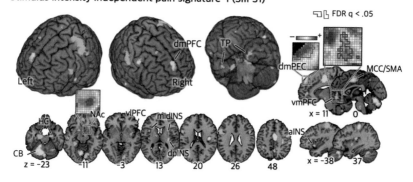

그림 1. NPS and SIIPS(Modified from Wager et al., 2013 and Woo et al., 2017)

역 8.7% 변량을 설명하였다.

2.3. 예측 모델 해석의 중요성

하지만 본 논문에 대해 동료 심사를 받았을 때, 심사평 중에 SIIPS 모델의 의미에 대해 의구심을 표명하는 코멘트가 있었는데, 이는 다음과 같다.

"이 논문에서 저자들이 사용한 방대한 계산 기술은 매우 인상적입니다. 그러나 저자들은 이 기술을 통해 근본적이고도 새로운 뇌 구조의 원리를 발견했다고 확신하는 듯하지만, 저는 그들이 통계적 속임수에 속고 있다고 생각합니다."

이 심사평은 예측 모델이 가질 수 있는 근본적인 한계에 대해 지적하고 있으며, 그것은 바로 "모델 해석"의 문제이다. 다변량 예측 모델은 매우 복잡할 수밖에 없다. 선형 모델만 하더라도 십만 개 이상의 파라미터를 필요로 하며, 딥러닝과 같은 비선형 모델은 그보다 훨씬 많은 수의 파라미터를 필요로 한다. 이렇게 복잡한 모델을 해석 하는 것은 쉬운 일이 아니다. 하지만, 모델 해석을 포기할 수 없는데, 왜 그리고 어떻게 모델이 작동하는지 알 수 없다면, 우리는 그 예측 모델이 언제 실패할지, 어떤 사람, 혹은 어떤 그룹에 적용할 수 있을지, 그리고 그 모델이 어떻게 우리의 신경과학 지식을 증진시킬 수 있는지에 대해 알 수 없기 때문이다. 예측 모델이 해석 가능하기 위해서는 첫 번째, 사람이 읽을 수 있고 이해할 수 있어야 하며, 두 번째, 우리가 관심있는 기능 및 행동

요소의 신경학적 표상에 대한 유용한 정보를 제공해야 하며, 세 번째, 예측 결과가 노이즈가 아닌 신경학적으로 의미 있는 신호에 기반한 것임을 보여야 한다.

이 모델 해석에 대한 문제는 설명 가능한 인공지능 분야에서 알고리즘 중심으로 연구되고 있지만, 본 연구실에서는 알고리즘 수준보다 조금 더 넓은 의미에서의 모델 해석 프레임워크를 제안한 바 있다(Kohoutová et al., 2020). 이 모델 해석 프레임워크에서는 세 개의 다른 수준의 평가를 제안하고 있다. 첫번째 수준으로는 입력 변수(feature) 수준의 평가가 있는데, 뉴로이미징 기반 예측 모델의 맥락에서는 각 뇌 영역과 박셀의 예측에 대한 기여 정도를 의미한다. 연구자를 포함한 사람들이 읽을 수 있는 의미 있는 뇌지도 이미지를 제공해야 한다는 것이다. 두 번째 수준으로는 모델 수준의 평가가 있는데, 이는 모델의 행동을 분석하는 것에 대한 것이라 할 수 있다. 예를 들어, 이 모델이 오염 변수에 대해 얼마나 강건한지, 혹시 행동이 편향되어 있지는 않은지, 혹시 약한 지점은 없는지, 다른 데이터셋이나 샘플에 일반화 가능한지 등에 대한 평가를 의미한다. 마지막으로는 생물학적 수준의 평가가 있다. 이는 모델의 특징이나 행동이 기존의 동물 연구나 침습적 연구의 결과들과 일치하는지, 만약 일치하지 않는다면, 신경생물학적 지식에 대해 새로운 가설을 제공하여 검증할 수 있는지 평가해야 한다.

이러한 통합적인 모델해석 프레임워크로 위의 심사평에 대해 우리는 SIIPS 모델을 좀 더 자세히 해석하기 시작했고, 여러가지 흥미로운 발견을 추가로 할 수 있었다. 예를 들어, SIIPS 모델의 측좌핵을 좀 더 자세히 살펴봤을 때, 코어(core) 부분과 껍질(shell) 부분에 각각 다른 부호의 예측 가중치(predictive weight)를 관찰할 수 있었으며, 이는 기존의 동

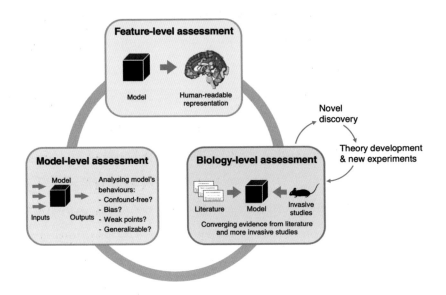

그림 2. 통합적인 모델해석 프레임워크(from Kohoutová et al., 2020)

물 및 사람 연구와 일치하는 결과였다. 이러한 패턴은 단변량 모델에서는 관찰되지 않았다. 이는 매우 단편적인 예이지만, 모델 해석의 중요성을 조금이나마 보여주며, 모델 해석에 관심을 가지고 예측 모델에 대해 좀 더 상세히 분석을 하면 훨씬 의미 있는 유용한 정보들을 얻을 수 있음을 알려준다.

2.4. 개인차 예측의 어려움

fMRI 기반 통증 바이오마커 개발에 있어 여전히 많은 이슈와 도전이 존재한다. 낮은 정확도, 만성 통증에 대한 일반화의 어려움, 주관적인 특성, 개인마다 다양한 통증 경험과 뇌표상, 뉴로이미징 기술의 한계, 통증에 대한 계산 모델의 부재 등, 여전히 해결해야 할 많은 문제들이 산적해 있다. 이는 연구자에게는 기회이지만, 현재 기술을 이용하여 어디까지 할 수 있는지 그 한계를 확인할 수 있는 연구들이 더 많이 필요하다. 예를 들어, fMRI 데이터를 이용하여 통증 민감도의 개인차를 예측할 수 있을까? 이에 대해 최근 여러 편의 논문들이 각기 상반된 의견을 제시하고 있는데, 예를 들어 Spisak 등(2020)은 휴지기 fMRI 데이터에서 추출한 기능적 연결성 정보를 이용하여 통증 민감도 정도를 예측할 수 있음을 보고하였다. 하지만, 2022년 Hoeppli 등(2022)은 fMRI로 통증 정도의 개인차를 예측할 수 없음을 보고하였다. 이렇게 대조되는 결과들을 어떻게 이해해야 할까?

Marek 등은 2022년에 〈네이처〉지에 반복가능한 뇌모델을 만들기 위해서는 더 많은 데이터가 필요함을 강조하였으며(Marek et al.,2022), Greene 등은 같은 해 〈네이처〉 지에 일반적인 표본에서 많이 벗어난 피험자들의 경우, 뇌영상 모델이 작동하기 어려움을 보였다(Greene et al., 2022). 이 두 논문을 어찌 보면 같은 맥락의 논점을 제공하고 있다. 즉, 예측하고자 하는 결과 변수가 사람마다 굉장히 다양하고, 또한 많은 분산을 포함한다면, 그 결과 변수를 예측하기 위한 모델을 만들기 위한 훈련 데이터셋도 그러한 다양하고 많은 분산을 포함한 데이터셋이어야 한다는 것이다. 즉, 기계학습이나 인공지능 알고리즘도 만능이 아닌데, 데이터셋에 존재하는 분산이나 정보가 매우 중요하다는 것이다. 그러므로 훈련 데이터셋을 매우 주의깊게 만들고 사용해야 한다. 만약 테스트하고자 하는 데이터셋이 특정 집단이거나 좁은 분산을 가지고 있다면, 그와 유사한 훈련 데이터셋을 모아서 모델을 만드는 것이 중요하며, 만약 테스트하고자 하는 데이터셋이 굉장히 다양한 표본을 포함하고 높은 분산을 가지고 있다면, 훈련 데이터셋도 그와 비슷하게 높은 분산을 가진 데이터를 포함해야 할 것이다.

중요하게도, 통증은 단일한 개념이 아니다. 통증은 매우 복잡한 구성 개념이며, 다양한 하위요소들이 기여하는 경험이다. 그래서 통증을 모델링하는 우리의 목표는, 모든 것을 설명하는 단일한 모델이 아니라, 다양한 구성 요소를 설명하는 여러 개의 모델을 만드는 것이 되어야 한다. 이를 우리는 구성요소 모델링 접근(component process modeling approach)이라고 부른다. 즉, 통증의 하위요소인 감각, 인지, 감정 등 여러 구성 요소들을 고려해야 하며, 어떤 구성 하위효소들을 타깃으로 삼을 때, 더 효과적으로 fMRI 바이오마커를 만들 수 있을지를 고민해야 한다 (Woo et al., 2017).

2.5. 다양한 종류의 바이오마커

또한 미국 FDA와 NIH에 따르면 바이오마커에도 다양한 종류가 있다. 진단 바이오마커는 어떤 질병이 존재하는지를 감지하고 확증하는 것을 목표로 하는 반면, 모니터링 바이오마커는 질병과 관련된 어떤 상태가 지속적으로 어떻게 변하는지, 특히 어떤 치료나 의료 과정을 겪은 후에 어떻게 변하는지를 평가하는 것을 목표로 한다. 반응 바이오마커는 어떤 의료적 개입 후에 어떠한 생물학적 반응을 보이는지를 평가하는 것을 목표로 하며, 예측 바이오마커는 의료적 개입에 대해 어떤 개인이 호전이 될 것인지, 아니면 악화가 될 것인지를 예측하는 것을 목표로 한다. 예후 바이오마커는 이후에 질병 재발 등의 임상적으로 유의미한 사건이 일어날지 여부를 예측하는 것을 목표로 하며, 안전 바이오마커는 의료과정 전후로 부작용이나 독성 반응 등이 일어날지 여부를 예측하는 것을 목표로 한다. 마지막으로 위험성 바이오마커는 이후에 특정 질병이나 의학적 상태로 발전하는 것에 대한 위험성을 평가하는 것을 목표로 한다(Tracey et al., 2019).

이처럼 바이오마커에는 다양한 종류가 존재하며, 우리가 fMRI 등의 뉴로이미징 데이터를 이용하여 바이오마커를 개발할 때, 개발 초기단계부터 이런 다양한 용도 중 일부를 염두에 두고 개발해야만 한다. 즉, 바이오마커의 임상적 사용 시나리오를 어느 정도 염두에 두고 개발을 해야만 성공적인 바이오마커 개발로 이어질 수 있는 것이다.

3. 결론: 통증 바이오마커 개발 연구의 미래

몇 년 전 어느날 연구실에, 당시 학위 과정 중이었던 이재중 박사가 찾아와 이런 이야기를 했다. "교수님, 우리 분야에는 현재 3C 가 필요한 것 같습니다." 나는 궁금한 눈빛으로 물었다. "3C가 뭐죠?" "Comprehensiveness, Causality, 그리고 Clinical Utility입니다." 그 이후에 이어진 이재중 박사의 설명은 연구 분야에 대한 정확한 미래를 담고 있었다. 그래서 그 이야기로 이 글을 마치려고 한다.

첫번째, Comprehensiveness는 포괄성으로 통증 경험은 복잡하고 고차원적 경험인데 반해, 현재 우리가 개발하고 있는 모델들은 상당히 저차원이고 단순하다. 이에 이러한 고차원적 통증 경험을 잘 담을 수 있는 포괄적인 매핑을 위한 접근이 필요하며, 이를 위해서는 통증 경험에 대한 데이터를 모으는 것부터 새로운 고려가 필요하다. 다차원적이고 생태학적 접근을 통해 좀 더 자연행동적인 고차원 데이터를 수집하고, 이를 반영하는 여러 개의 뇌 모델을 만들 필요가 있다.

두번째, Causality는 인과성으로, 현재 존재하는 대부분의 뇌영상 모델은 상관관계만을 타깃으로 삼고 있다. 좀 더 침습적이거나 뇌활동 조절 기법 등을 사용하여, 우리가 개발했거나 개발하고 있는 뇌바이오마커들과 행동 간의 인과적 모델을 목표로 해야 한다. 이를 위해서는 소동물, 대동물을 포함한 동물 연구가 중요할 것이고, 인간을 대상으로 tDCS나 TMS 등 신경조절기법(neuromodulation)을 이용한 연구도 중요할 것이다. 이러한 인과성을 확립할 수 있는 방법들을 뇌바이오마커 개발 파이프라인에 포함시키는 것이 중요하다 하겠다.

세번째, Clinical Unitity는 임상적 유용성으로, 현재 존재하는 통증 뇌바이오마커 중에서는 아직 임상적 유용성을 증명한 경우는 없다. 단 하나의 예라도, 임상적인 유용성을 증명할 연구가 필요한데, 이를 위해서는 앞에서 말했던 바이오마커의 다양한 종류와 용도를 염두에 둔 개발이 필요하며, 개발의 마지막 목표점(endpoint)을 명확히 하면서, 임상 적용의 시나리오를 만들어가는 것이 필요하다. 이 과정을 위해서는 임상가들과의 협업이 필요할 것이다.

현재 필자의 연구실에서는 이 3C를 성취하기 위해서, 소수의 피험자를 대상으로 여러번 뇌영상 실험을 실시하거나 다종간 통증 연구를 하는 등, 여러 노력들을 기울이고 있으며, 통증 뇌바이오마커의 임상적 사용을 위하여 최선을 다하고 있다. 이 모든 노력들이 통증으로 고통 받고 있는 환자들과 우리 가족들, 친구들에게 도움이 될 수 있길 간절히 바라는 바이다.

퇴행성 뇌질환
뇌영상과 정밀의료

/

박재석, PhD,
성균관대학교 지능형정밀헬스케어융합전공

한 문장 요약

퇴행성 뇌질환은 인지기능 저하에 따라서 정상, 경도인지장애, 치매(알츠하이머, 혈관성)로 서서히 진행하고 있으며 고령화 사회가 되어가면서 치매의 비율이 급격히 증가하고 있다. 본 챕터에서는 인지능력 저하에 따라 발생하는 치매의 조기 바이오마커인 미세혈관계 혈뇌장벽누수와 글림프 순환계의 활성도 저하를 복셀단위로 가시화할 수 있는 뇌영상기술에 대해 소개하고 장단점 및 향후 기대사항에 대해 논의한다.

21세기 고령화가 급격히 진행되면서 인지능력 저하로 나타나는 퇴행성 뇌질환, 특히 치매의 발병율이 약 10% 정도로 예상되고 있다. 국내에서 치매 환자는 향후 20년마다 두배 이상 증가할 것으로 보고되고 있다. 관련하여 사회적 복지 비용이 매년 증가하고 있어, 궁극적으로 이에 대한 부담을 줄이기 위해 퇴행성 뇌질환의 조기 발견, 예방, 적극적 치료가 매우 중요한 시점이며, 향후 뇌구조 및 뇌기능 영상의 역할이 증대될 것으로 예상된다. 현재 퇴행성 뇌질환 영상은, 뇌구조 측면에서 전체 뇌에서 복셀단위 분석을 통해서 특정 영역에서 뇌위축을 동반하는 변화를 관찰하거나 혈관성 뇌백질 병변이나 미세출혈을 발견하는 데 사용되고 있다. 또한, 최근에 뇌기능적 측면에서 퇴행성 뇌질환의 경우 미세한 혈뇌장벽 누수(Blood-Brain-Barrier Leakage)가 인지능력 저하 조기에 발생하는 것으로 보고되고 있다. 퇴행성 뇌질환의 뇌영상마커로서, 신진대사 활동의 소스들(산소, 글루코스 등)을 공급하는 미세혈관계의 이상 특징과 더불어 최근에는 뇌의 신진대사 활동으로 발생하는 노폐물(아밀로이드베타, 타우 등)들을 배출하는 글림프 순환계의 활성화 이상 현상이 주목을 받고 있다. 본 챕터에서는 퇴행성 뇌질환의 조기마커로서 두개 순환계 뇌영상기술의 필요성 및 중요성에 대해서 언급하고, 미세혈관계 및 글림프 순환계의 현재 뇌영상 기술의 예를 보이고 각 기술들의 장단점에 대하여 논의한다. 이후, 퇴행성 뇌질환에 있어서 두개 순환계의 조기 바이오 영상마커 확립 및 양질의 환자 빅데이터 확보를 통해 정밀의료의 가능성에 대해 소개한다.

1. 서론

　21세기 고령화가 급격히 진행되면서 인지능력 저하로 나타나는 퇴행성 뇌질환, 특히 치매의 발병율이 약 10% 정도로 예상되고 있다. 국내에서 치매 환자는 향후 20년마다 두 배 이상 증가할 것으로 보고되고 있다(Park M., 2016, Korean J. Radiol.). 관련하여 사회적 복지 비용이 매년 증가하고 있어, 궁극적으로 이에 대한 부담을 줄이기 위해 퇴행성 뇌질환의 조기 발견, 예방, 적극적 치료가 매우 중요한 시점이며, 향후 뇌구조 및 뇌기능 영상의 역할이 증대될 것으로 예상된다.

　현재 퇴행성 뇌질환 영상은, 뇌구조 측면에서 전체 뇌에서 복셀단위 분석을 통해서 특정영역에서 뇌위축을 동반하는 변화를 관찰하거나 혈관성 뇌백질 병변이나 미세출혈을 발견하는 데 사용되고 있다(Park M., 2016, Korean J. Radiol.). 또한, 최근에 뇌기능적 측면에서 퇴행성 뇌질환의 경우 미세한 혈뇌장벽 누수(Blood-Brain-Barrier Leakage)가 인지능력 저하 조기에 발생하는 것으로 보고되고 있다(Montagne A., 2017; Bowman GL, 2007,

Neurology; Nation DA, 2019, Nat. Med.). 퇴행성 뇌질환의 뇌영상마커로서, 신진대사 활동의 소스들(산소, 글루코스 등)을 공급하는 미세혈관계의 이상 특징과 더불어 최근에는 뇌의 신진대사 활동으로 발생하는 노폐물(아밀로이드베타, 타우 등)들을 배출하는 글림프 순환계의 활성화 이상 현상이 주목을 받고 있다(Bohr T., 2022,iScience; Klostranec JM., 2021, Radiology; Ringstad G., 2018, JCI Insight).

퇴행성 뇌질환, 특히 알츠하이머병으로 인지장애가 진행되면서, 치매의 병리적 기전에서 미세혈관계의 역할에 대한 중요성이 대두되고 있다(Ujiie M, 2003, Microcirculation, Grinberg LT, 2010, Acta. Neuropathol., Sengillo JD, 2013 Brain Pathol; Halliday MR, 2016, J Cereb Blood Flow Metab). 뇌의 미세혈관질환은 뇌의 작은 동맥, 모세혈관, 작은 정맥에서 발현되는 이상 병리적 현상을 모두 포함하며 치매환자의 45%를 차지한다. 뇌혈관장벽은 혈관의 내피세포와 이와 상호작용을 하는 혈관주위세포(perycite), 별아교세포(astrocyte), 기저멤브레인(base membrane)으로 구성되어 있으며, 정상적인 상황에는 매우 치밀하고 견고한 층(tight junction)으로 구성되어 있다. 따라서, 정상상태에서는 혈관 내의 유해물질이 뇌실질로 유입 및 확산되는 것을 막고, 뇌 실질 내에서 신진대사로 발생하는 노폐물들이 혈관 내로 유입되지 않도록 보호되고 있다. 현재 발표되고 있는 논문들에서는 퇴행성 뇌질환 및 노화에 따라서 혈뇌장벽이 퇴행성 변화를 보이고 있다고 보고되고 있다(Halliday MR, 2016). 기저의 판 두께가 커지고 견고한 이음부의 틈이 벌어지고 별아교세포의 크기가 증가하여 혈관 내 독성물질 및 뇌 실질 내 노폐물들이 서로 유입되게 된다(Bors L, 2018, Brain Res Bull). 따라서, 치매병리에 있어서 혈뇌장벽의 구조적 이상과 혈뇌장벽 고유의 기능조절 장애는 기존에 주된 기저로 알려져 있는

퇴행성 뇌질환 조기 바이오마커: 미세혈관계 및 글림프 순환계

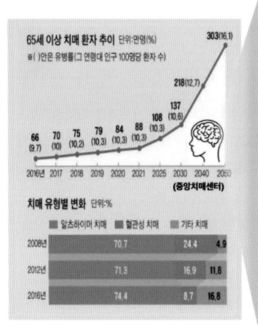

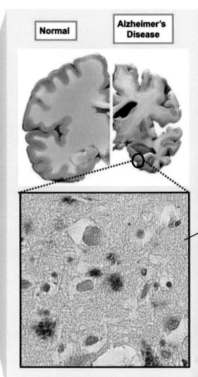

그림 1. 퇴행성 뇌질환 조기 바이오마커인 미세혈관계 손상 및 글림프 순환계 활성도 저하. 왼쪽 그림은 65세 이상 매년 치매환자의 추이와 치매환자 중 알츠하이머병과 혈관성치매의 비율을 나타냄. 두번째 그림은 정상 뇌에 비해 알츠하이머병 환자의 뇌에 축적된 아밀로이드베타 노폐물을 나타내며, 세번째 그림은 알츠하이머 환자의 뇌손상 기전으로 알려진 미세혈관계 혈뇌장벽 누수 기능 약화와 글림프 순환계 활성도 저하를 나타냄. 네번째 마지막 그림은 퇴행성 뇌질환에 의해 인지능력이 낮아짐에 따라서 발현되는 바이오마커를 보여줌. 바이오마커 분석에 의하면 미세혈관계 및 글림프 순환계 손상이 가장 조기에 발현되며 이후 아밀로이드베타 및 타우 단백질이 축적되게 된다. 이후 인지기능 저하로 이러지게 됨.

미세혈관계 손상

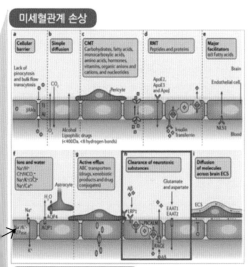

글림프 순환계 활성도 저하

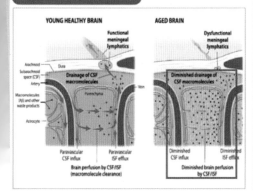

증상이 발현되기 전 변화

퇴행성 뇌질환 조기 바이오마커

Biomarker Anomaly

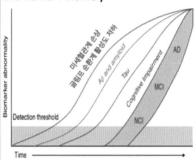

Nat Rev Neurol. 2018 Mar;14(3):133-150
Neuron. 2018 Oct 24;100(2):375-388

퇴행성 뇌질환 조기 바이오마커 발현 순서

- 미세혈관계 손상
- 글림프 순환계 활성도 저하
- 아밀로이드베타
- 타우
- 인지저하

아밀로이드베타의 유입 및 배출의 불균형을 야기하여 결국 아밀로이드 베타의 축적을 발생하게 하는 것으로 알려져 있다.

최근 퇴행성 뇌질환의 다른 하나의 주된 이유로 주목받고 있는 기저는 글림프 순환계 활성도의 저하이다(Rasmussen MK, 2022, Physio Rev; Wen Q, 2022, Neuroimage; Han F, 2021, PLoS Biol). 기존에는 뇌척수액의 순환이 코로이드 플렉서스(Chroid Plexus)에서 생성되어 이후 흡수되는 과정으로, 몸의 다른 기관(organ)과 달리 림프계 없이 단순 확산에 의해 노폐물을 제거하는 것으로 이해되었다. 그러나, 최근 글림프 순환계와 뇌막 림프관의 발견으로 뇌의 신진대사 이후 노폐물 제거 기저에 대한 이해가 변하고 있다. 글림프 순환계는 뇌척수액(cerebrospinal fluid)과 간질액(interstitial fluid)의 교환을 포함하고 있으며, 신진대사 노폐물을 뇌의 동맥주위공간에서 뇌실질공간으로 이후 뇌의 정맥주위공간에서 림프관으로 배출하게 된다. 좀더 구체적으로 표현하면, 투과동맥의 동맥주위 공간으로 심장 박동 및 호흡으로 인한 물리적 pulsation에 의해 뇌척수액이 유입되고, 동맥주위 공간과 뇌실질공간 사이 뇌척수액과 간질액의 교환은 별아교세포에 분포하는 아쿠아포린 4를 통한 능동적 용적흐름(bulk flow)과 아쿠아포린 4가 없는 부분에서는 수동적 확산(diffusion) 및 이류(advection)에 의해 발생하게 되며, 이후 정맥주위 공간을 통해 간질의 용질 배출(interstitial solute drainage) 이후 림프관을 통해 배출된다.

본 챕터에서는 최근 퇴행성 뇌질환의 중요한 기저로 떠오르고 있는 미세한 혈뇌장벽 누수와 글림프 순환계의 활성도 측정을 위한 뇌영상 기술에 대해서 서술하고 정밀의료와의 관련성에 대해 논의하도록 한다.

2. 퇴행성 뇌질환 뇌영상

2.1. 미세혈관계 뇌영상 기술

기존의 미세혈관계 혈뇌장벽 투과도 측정은 뇌척수액을 채취하여 알부민−뇌척수액−혈청비(CSF-serum-albumin index)를 측정하였고 인지장애 중증도가 증가하면서 인덱스 값이 올라가는 경향을 보인다(Bowman GL, 2018, Alzheimers Dement). 그러나, 알부민−뇌척수액−혈청비 인덱스는 퇴행성 뇌질환에서 뇌 전반의 혈뇌장벽 투과도를 나타내며 복셀단위 위치별로 해당 정보를 표현할 수 없다. 또한, 요추천자를 통해서 측정되는 인덱스이기에 상당히 침습적인 방법이다.

비침습적 방법을 이용하여 퇴행성 뇌질환 혈뇌장벽 투과 누수 정보를 복셀단위 위치정보로 표현하기 위해, 조영증강 동적자기공명영상(Dynamic Contrast Enhanced Magnetic Resonance Imaging, DCE MRI) 기법이 사용되어 왔다(Mistretta CA, 1998, Magn Recon Med; Park S, 2017, IEEE Trans Med

Image). 이를 위해, 정맥 내 조영제를 주입 후 동적자기공명영상을 이용하여 시간에 따라서 변하는 영상신호를 측정한다. 임상에서 사용되는 Gd-계열 조영제의 짧은 T1 이완시간에 의해 생성되는 영상 대조도를 강조하기 위해, 조영증강 동적 자기공명영상에서는 짧은 반복시간(time of repetition)을 통해 비조영 조직들은 낮은 영상신호에 도달하는 반면에 조영이 되는 조직들은 짧은 T1 이완시간이 강조되는 경사훼손 펄스열(Spoiled Gradient Echo Pulse Sequence)을 주로 사용하게 된다. 조영제 주입 전부터 뇌질환에 따라서 민감도를 높이기 위해 일정 시간 동안 계속해서 영화처럼 동적으로 영상 데이터를 획득하여, 복셀단위로 시간에 따라 조영제의 양이 변하면서 발생하는 영상신호를 추출한다. 각 시간에서 복셀단위로 측정되는 조영제의 신호강도는 자기공명영상에서 나타나는 신호이기 때문에, 이를 자기공명영상 신호세기에서 조영제의 양으로 전환이 필요하다. 이를 위해 조영제 주입 전에 뇌 전체 조직에서 추가로 다중 가변 숙임각(alpha1, alpha2, alpha3; alpha3: DCE MRI flip angle)을 갖는 경사훼손 펄스열을 사용하여 조영제 주입 전 기준이 되는 T1 이완시간과 고주파 펄스의 자기장 불균질도(B1 mangetif field inhomogeneity)를 복셀단위로 측정한다.

아래 그림은 다중 숙임각 경사훼손 펄스열을 사용하여 조영제 주입 전 T1/B1 기준값 측정 및 조영제 주입 후 동적 자기공명영상 측정을 나타내는 모식도와 각각의 시간 프레임에서 k-공간의 인코딩 및 샘플링 패턴을 나타낸다(Park S, 2017, IEEE Trans Med; Park JS, 2020, Med Ima Anal; Park JS, 2021, IEEE Trans Med). 정맥 내 조영제를 주입하기 때문에, 조영제는 혈류와 함께 혈관계를 순환하게 된다. 제한된 시간 내에 혈관계 순환 중에 복셀단위로 정밀하게 시간에 따른 조영제의 양을 측정 및 추출

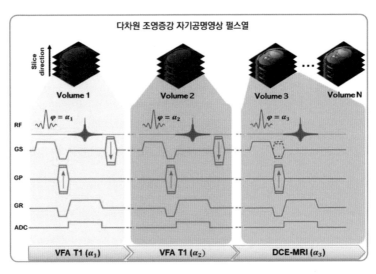

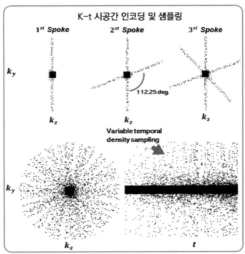

그림 2. 퇴행성 뇌질환에서 시간에 따라 변하는 조영제의 Contrast Dynamics를 추출하기 위해 주로 사용하는 동적 경사훼손 자기공명영상 펄스열의 모식도와 각각의 시간에서 인코딩한 k-공간 샘플링 패턴.

해야 하기 때문에, 불가피하게 영상의 인코딩 공간인 k−공간에서 매우 높은 비율로 언더샘플링을 수행해야 하며, 앞의 그림의 예에서는 삼차원 카테시안(Cartesian) k−공간에서 황금각도(Golden Angle)(약 111.1o)로 유사 방사형(pseudo-radial) 언더샘플링 패턴을 보여주고 있다. 이를 통해 각각의 시간 프레임에서는 ky−kz 공간에서 다중 밀도 비균일 스파스 인코딩을 통해 샘플링이 되고 있음을 알 수 있고, k−t(시공간 인코딩) 공간에서는 k−공간의 중앙 부분, 즉 고에너지 저주파수 부분은 매우 높은 밀도로 데이터가 획득되고 저에너지 고주파수 부분은 낮은 밀도로 데이터가 얻어짐을 알 수 있다. 이는 조영제 주입 후 시간에 따라 반복적으로 획득되는 뇌영상에서 불가피하게 나타나는 시공간 정보의 중첩성을 최대한 활용하여, 데이터 획득 시 매우 높은 압축률을 사용하더라도 시공간 영상정보의 중첩성에 기반한 사전정보를 활용하여 정보손실 없이 조영제의 Contrast Dynamics를 복원하기 위해서이다(Park S, 2017, IEEE Trans Med; Park JS, 2020, Med Ima Anal; Park JS, 2021, IEEE Trans Med).

생리적으로 혈류의 순환과 물리적으로 제한된 영상시간에 의해 불가피하게 대량의 시공간 데이터 압축이 필요하고 이로부터 정보의 손실 없이 조영제의 동적 영상 정보를 복원하기 위해, 시공간에 반복적으로 측정된 정보의 유사성을 사전정보로 활용하여 비선형 영상복원에 포함시킬 필요가 있다. 해당 내용은 주로 각각의 시간 프레임의 영상정보에 대해 모든 복셀을 포함하여 열벡터화하고 시간 정보를 열방향으로 배치하여 캐소라티(Casorati) 행렬을 구축하여 수행하게 된다. 캐소라티 행렬의 행과 열에 존재하는 반복정보를 저차원 공간에 표현하여 해당 정보를 비선형 영상복원 모델에 사용하게 된다. 저차원 신호 모델링을 위해 사용되는 수학적 기법에는 주요소 해석(principal component analysis),

독립요소 해석(indecent component analysis), 비음영 매트릭스 요소화 해석(nonnegative matrix factorization), 데이터 적응형 기저특징 해석(dictionary learning analysis) 등이 있다(Eyal E, 2018, Invest. Radiol.; Stayanova R, 2012, Trans. Oncol; Venianaki M, 2018, Multimedia Tools Appl). 아래 그림은 동물 암모델에서 조영제의 Contrast Dynamics를 비음영 매트릭스 요소화 해석을 통해 세 개의 특징 함수로 저차원 표현 가능함을 나타낸다.

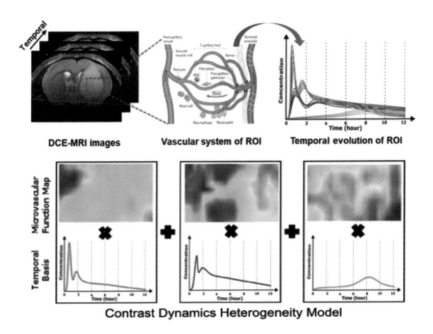

Contrast Dynamics Heterogeneity Model

그림 3. 동물모델에서 시간에 따라 조영제의 Contrast Dynamics 변화를 표현한 것으로 초기에 동맥의 First-Pass에 의해 빠른 신호변화가 나타나고 이후 Capillary contrast dynamics에 의해 느리게 신호변화가 나타남을 알 수 있다. 그리고, 느리게 변하는 capillary contrast dynamics 신호변화는 세 개의 저차원 기저함수(rapid wash in and out, intermediate wash in and slow wash out, very slow wash in and out)로 분해될 수 있음을 알 수 있다.

느리게 변하는 모세혈관의 contrast dynamics를 주된 출력신호로 하고 빠르게 변하는 동맥의 contrast dynamics를 입력신호로 하여, 모세혈관의 운동역학 특성을 표현할 수 있는 tracer-kinetic 모델을 구성할 수 있다. 이중 대표적인 물리적 모델이 two-compartment 모델, extended Tofts 모델, PatLok 모델 등이 있다(Sourborn SP, 2012,Phys Med Biol; Sourborn SP, 2013, NMR Biomed; Tofs PS, 1991, Magn Recon Med; St Lawrence KS, 1998, J Cerebral Blood Metabolism). 이중 two-compartment 모델은 혈관내 플라즈마 공간과 뇌실질 공간 사이 조영제의 양방향 이동을 전제로 하고 있으며 혈류 및 플라즈마 공간 부피 비율을 포함한 관류 정보와 혈뇌장벽 투과도 및 뇌실질 공간 부피 비율을 포함한 조영제 투과 정보를 제공한다. 해당 모델은 매우 높은 시간해상도를 통해서 조영제의 contrast dynamics를 정밀하게 표현할 수 있을 때 사용하능하여, 현재 병원에서 주로 사용되고 있는 조영증강 동적 자기공명영상의 해상도(약 1.3x1.3x3mm3, 5sec)로는 정확한 관류 및 혈뇌장벽 투과도 예측에 한계가 있다. 또한, 임상에서 주로 사용되는 조영증강 동적자기공명영상의 시간해상도가 4~5초인 것을 고려할 때 해당 모델을 사용하는 것은 상당한 오류를 동반할 수 있다. 대안으로 관류상태가 좋은 조직의 경우 Extended Torts 모델이 사용될 수 있으며 이는 플라즈마 공간 부피 비율, 투과도, 뇌실질내 공간 부피 비율 세 가지 정보를 제공하며, 해당 모델은 암 질병에 주로 사용되어 왔다. 그러나, 뇌졸중 및 치매의 경우 혈뇌장벽 누수가 생기더라도 암 질병에 비하면 매우 미세(subtle)하다고 볼 수 있다. 이런 경우 혈관 내 플라즈마 공간에서 뇌실질 영역으로 조영제가 매우 느리게 침투하기에 영상을 획득하는 중에 반대 방향으로의 흐름(reverse flow)은 무시할 수 있다. 이 경우에 주로 PatLok 모델이 사용되며 혈관 내 플라즈마 공간 부피 비율과 투과도 정보를 도출할 수 있다. 본 챕터에서 주로 다루는 퇴행성 뇌질환에서 주로 발생하는 미세한 혈뇌장벽 누수를 정량화하기 위해서는 임상에서 PatLok 모델이 주로 선택 및 사용되어 왔다.

2.2. 글림프순환계 뇌영상 기술

뇌척수액과 간질액(interstitial fluid) 교환을 통한 글림프 순환계 뇌영상은 최근에 주목을 받고 있으며 여러 방법론을 통해 실효성 검증이 시도되고 있으나 여전히 임상에서 사용되기에는 상당히 많은 제한점을 가지고 있다. 본 섹션에서는 최근에 대두되고 있는 글림프 순환계 영상을 위한 여러 뇌영상 기법에 대한 소개를 하도록 한다.

뇌척수액 순환을 직접적으로 가시화하여 글림프 순환계 정보를 추출할 수 있는 뇌영상은 경막 내(intrathecal)에 직접적으로 Gd-계열의 조영제를 주입하여 뇌척수액 내에서 느리게 순환하면서 발생하는 시간 변화 영상신호를 획득하는 것이다. 뇌척수액 순환이 매우 느리기 때문에, 조영제에 의한 contrast dynamics를 정밀하게 표현하기 위해서는 24시간 이상 주기적으로 뇌영상을 획득하여 복셀단위로 신호를 추적해야 한다(Eide PK, 2022, Front Neurol; Dillon WP, 2008, Am j Neuroradiol; Calvo N, 2020, Neural Coin Pract). 최근에 발표된 연구들에 의하면, 조영제가 혈관주위를 따라서 대뇌 피질에서 안쪽으로 유입되는 것이 보이며 글림프 순환계를 뒷받침하는 현상으로 보인다. 그러나, 요추 천자(lumbar puncture)는 침습적 자기공명 조영술로 독성의 부작용이 있을 수 있고 허가사항 외 사용으로, 위에 기술된 바와 같이 매우 느린 뇌척수액 흐름에 의해 매우 오랜 시간에 걸쳐 조영제의 contrast dynamics를 관찰할 필요가 있어,

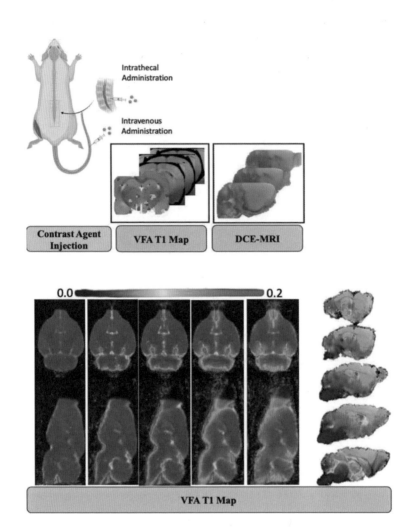

그림 4. 소동물에서 경막 내 직접 조영제 주입 후 장시간에 걸쳐 복셀단위 영상신호 변화를 측정 및 가시화 한 모식도. 뇌적추수액의 매우 느린 흐름에 의해 매우 오랜 영상시간이 필요함.

임상에서 사용하기에는 많은 제약이 있다. 그럼에도 불구하고, 최근에 상당히 낮은 농도(< 1.0mmol)의 조영제를 경막 내 직접적으로 주입하더

라도 글림프 순환계 가시화에 큰 영향이 없으며 환자에게 심각한 부작용을 초래하지 않는다는 연구결과들이 발표되고 있다(Patel M, 2020, Radiology; Halvorsen M, 2021, Neuroradiology).

경막 내 직접 조영제 주입 후 글림프 순환계 뇌영상은 요추 천자를 통한 비침습적이기 때문에 궁극적으로 임상으로 확장하기에는 상당한 제약이 있다. 또한, 정맥 내로 유입된 조영제는 혈관계를 순환 후 코로이드 플렉서스에서 혈관계-뇌척수액 막을 지나 sub-arachnoid 공간을 경유하여 글림프 순환계로 유입되는 것으로 알려져 있다. 따라서, 경막 내 직접적 조영제 주입 대신 임상에서 일상적으로 사용하는 정맥 내에 조영제를 주입하더라도 결국 글림프 순환계로 유입이 되기 때문에, 정맥 내 주입 후 복셀단위로 조영제 양에 따른 신호변화를 관찰하는 것도 글림프 순환계를 가시화할 수 있는 것으로 알려져 있다. 최근 임상에서 Gd-조영제의 정맥 내 주입 후 12시간에 걸쳐서 주기적으로 조영제의 T1 이완시간을 측정한 논문이 발표되었다(Lee S., 2021, Radiology). 정맥 내 조영제 주입 후 30분에서 1시간 이내에 신호가 정점에 도달 후 감소하는 형태를 보이고 수면 상태에 따라서 신호 패턴의 차이가 보이기 때문에 글림프 순환계의 상태를 보여준다고 할 수 있다. 그러나, 정맥 내 조영제를 주입하고 글림프 순환계로 유입되기 때문에, 복셀에서 나오는 신호는 혈관계 및 글림프 순환계를 모두 포함해서 발생한다고 할 수 있으며, 글림프 순환계만을 가시화하기 위해서는 신호의 소스를 분리할 필요가 있으며 향후 연구주제라고 할 수 있다. 또한, 소량의 Gd-조영제만으로도 글림프 순환계 가시화가 가능한지에 대한 연구도 진행이 되어야 할 것이다.

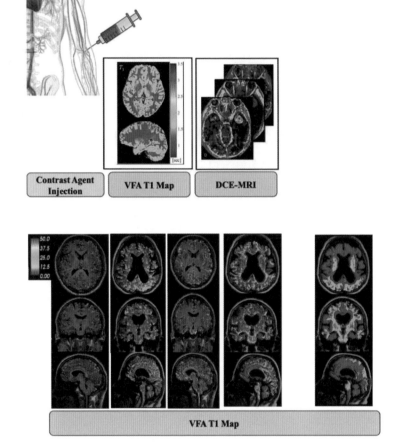

그림 5. 정맥 내 조영 후 글림프 순환계를 가시화하기 위한 조영증강 기반 뇌영상 기법의 예. 정맥 내 조영제 주입 시 자기공명영상에서 획득한 시간에 따른 신호는 혈관계와 글림프 순환계에서 동시에 발생하게 된다. 따라서, 글림프 순환계를 정확하게 가시화하기 위해서는 복합적 신호를 명확히 분리 후 분석이 이루어져야 한다.

3. 퇴행성 뇌질환 뇌영상 기반 정밀의료를 향하여

3.1. 미세혈관계 및 글림프순환계 뇌기능 영상 기반 정밀의료

퇴행성 질환, 특히 인지기능 저하로 인하여 발생하는 치매 및 알츠하이머병의 경우, 아밀로이드 베타나 타우 단백질의 축적 이전에 발현하는 바이오마커는 미세혈관계 혈뇌장벽 누수와 글림프 순환계의 활성도 저하이다. 현재, 미세혈관계 혈뇌장벽 누수 뇌영상 기술은 시공간 해상도가 낮아 조영제의 운동역학적 모델로부터 정확하게 관류 및 혈뇌장벽 투과도 정보를 가시화하기 어렵다. 또한, 글림프 순환계 활성화 영상을 위해 소개한 경막 내 조영제 주입 후 뇌영상 혹은 정막 내 조영제 주입 후 뇌영상 방법도 뇌척수액의 느린 흐름으로 인해 매우 오랜 영상시간 및 가시화가 어렵다.

퇴행성 뇌질환의 조기 바이오마커인 미세혈관계 혈뇌장벽 누수 및 글림프 순환계 활성도 가시화 및 정밀의료로 발전하기 위해서는, 현재 양질의 미세혈관계 및 글림프 순환계 빅데이터 확보가 무엇보다도 중요하다. 이를 위해서는, 짧은 영상시간에 두개 순환계의 특징을 확보할 수 있는 뇌영상 기술의 개발이 매우 중요하고, 이를 바탕으로 병원과 연계하여 시너지를 낼 수 있는 중개연구의 촉진이 반드시 필요하다. 따라서, 의공학, 전자공학, 의학에 걸쳐 다학제 연구와 병원과 연계한 중개연구가 퇴행성 뇌질환의 조기마커 발견을 통한 정밀의료를 실현시킬 수 있을 것으로 기대한다.

바이오나노포토닉스 기술과 정밀의료

/

김인기, PhD,
성균관대학교 지능형정밀헬스케어융합전공

한 문장 요약

차세대 정밀의료 기술을 위한 바이오나노포토닉스라는 새로운 연구 분야에 대해 소개하고, 다양한 활용 방법에 대하여 최신 연구 사례들과 함께 논의해 본다.

나노포토닉스는 광학과 나노기술을 융합하여 새로운 광학 소자 및 시스템을 개발하는 분야이다. 최근 정밀의료 분야에서 나노포토닉스 기술의 응용이 주목을 받으며 활발히 연구되고 있다. 광학은 의료분야와 떼려야 뗄 수 없는 매우 밀접한 관계를 가지고 있는데, 내시경 검사와 같은 광학 영상 진단이나 분광학을 통한 질병의 조기 진단 등이 그러한 사례라고 볼 수 있다. 이번 챕터에서 주목하고자 하는 메타물질은 주기적 구조체를 통해 빛의 특성을 자유자재로 조절할 수 있는 새로운 형태의 광학 소자로 다양한 분야의 연구자들의 관심을 받고 있다. 기존의 광학 소자 대비 크기가 매우 작고, 더욱 민감한 광학적 성능을 보이는 메타물질을 이용한 광학 소자는 다양한 분야에서의 혁신적인 응용 가능성을 지니고 있으며, 차세대 정밀의료 기술에 크게 기여할 수 있을 것으로 예상되고 있다. 이에 대해 이해하기 위하여, 메타표면을 기반으로 한 바이오이미징, 나노분광학 기술 그리고 초고속 핵산 기술에 대하여 최신 연구 사례와 함께 자세히 알아보고자 한다.

1. 서론

나노 기술의 발전으로 매우 작은 크기의 새로운 재료와 장치가 개발되면서 나노포토닉스(Nanophotonics)라는 분야가 등장하게 되었다. 나노포토닉스는 나노미터 수준의 작은 영역에서 빛과 물질 사이의 상호작용을 연구하는 분야로 나노스케일에서 빛의 작용 원리와 나노 구조물을 통한 광학적 특성의 제어 등을 연구한다. 포토닉스(Photonics)라는 분야는 우리에게 친숙한 전자통신, 전자기기, 반도체 등과 관련된 전자를 기반으로 한 일렉트로닉스(Electronics)와 달리 빛의 입자인 광자를 다루는 학문이다. 포토닉스는 일렉트로닉스에 비해 더 빠른 속도와 더 낮은 에너지 소비를 제공하며, 매우 작은 빛의 파장을 이용한 더 미세한 기술 개발이 가능하는 등 광자로부터 비롯되는 장점들을 광범위한 분야에 응용할 수 있기에 현재와 미래의 다양한 산업분야에 혁명을 일으킬 잠재력을 가진 중요한 연구분야로 기대되고 있다.

이 장에서 주목하고자 하는 '메타물질(Metamaterial)'은 인공적으로 매우 작은 크기의 주기적인 구조를 구현하여 자연계에 존재하는 물질에서는 볼 수 없는 광학적 특성을 보이는 나노포토닉 물질의 한 종류이다. 유명 영화 해리포터에 나오는 투명망토를 다들 기억할 것이다. 이전에는 공상과학 영화 속에서만 등장하던 투명망토는 메타물질의 등장으로 더 이상 상상 속의 허상이 아니라 실제로 구현 가능하게 되었다. 메타물질은 재료의 구성물질이 아닌 물리적 구조를 통해 빛을 제어하는 능력을 가지고 있다. 때문에 기존 물질과 다르게 자체적으로 특정한 물성을 가지도록 설계하고 제조할 수 있다는 매우 중요한 특징을 가지며, 이러한 특성으로 인해 메타물질은 광통신, 광학렌즈, 센서 등 광범위한 분야에서 활용될 수 있다. 이러한 메타물질은 바이오 및 의료 분야에도 접목시킬 수 있는데 앞으로 소개할 바이오 이미징 기술, 바이오 센서와 핵산 증폭 기술을 통한 진단이 그러한 예시에 해당한다. 이러한 나노포토닉스 기술과 생명공학 기술을 접목한 새로운 학문 분야인 바이오나노포토닉스(Bionanophotonics)라는 연구분야는 전 세계를 휩쓸었던 코로나 팬데믹을 계기로 성장이 가속화되었으며, 이 분야의 기술이 앞으로 생물학적 과정에 대한 우리의 이해를 혁신적으로 발전시키고 다양한 질병의 진단, 치료, 예방 등에 더욱 활용될 것으로 예상된다.

20년전 국제인간게놈프로젝트(Human genome project)의 초안이 발표되었고, 이를 통해 치료법의 개별화와 부작용 예측을 통한 약물요법의 해방이 예측되었다. 이후 수많은 연구를 통해 현재 개인 유전자 데이터, 임상 정보, 생활 환경 및 습관에 대한 정보 등의 각종 빅데이터를 활용해 분석하고, 환자 맞춤형 예방이나 진단, 치료를 제공하는 혁신 의료 서비스의 개발과 구현을 의미하는 '정밀의료(Precision medicine)'라는 개념이 등장하게 되었다. 질병 발생, 치료 반응, 예후 등을 예측해 보다 정교하게 질병을 예방하고 진단, 치료하는 정밀의료를 지원하기 위해 우리나라를 비롯한 세계 각국에서 정부 차원에서 다양한 정책을 선보이고 있다. 이 장에서는 바이오나노포토닉스 기술을 활용한 센서, 칩, 이미징 시스템 등을 간략하게 소개하고, 세포 수준에서 진단과 치료에 유용하게 활용될 수 있는 이러한 기술들이 정밀의료 분야와의 어떠한 연관성을 가지고 있으며 앞으로 연구 방향에 대해 이야기하고자 한다.

2. 세포 및 조직 정밀 검진을 위한 차세대 바이오이미징 기술 연구

2.1. 초소형 및 고성능 메타표면 광학 기기

최근 스마트폰, 카메라 및 의료영상 장치와 같은 광학 기기들의 휴대성, 효율성과 정밀도를 높이면서 이와 동시에 장치를 소형화하는 것에 대한 관심이 높아지고 있다. 고성능 초소형 기기를 위해서는 반드시 기기 안 광학 장치들의 소형화가 이루어져야 한다. 일반적인 광학장치들은 어떻게 작동할까? 광학 장치들에 사용되는 일반적인 렌즈들은 두껍고 오목한 형태 또는 볼록한 형태로 이루어져 있다. 이러한 형태가 빛을 굴절시켜 초점을 맞춰주며 사물을 더 크게 보이게 하거나 작아 보이게 만든다. 굴절광학 기반의 렌즈는 빛이 매질을 지나가며 누적되는 위상 지연 현상을 통해 빛의 파면을 조절한다. 그렇기 때문에 굴절광학 기반 광학 기기는 반드시 일정 정도의 부피를 가져야 하며 이는 초소형 장치 구현에 가장 큰 걸림돌이 된다.

이러한 문제를 해결하기 위해 최근 연구자들은 초소형, 고성능 광학 장치를 구현할 수 있는 "메타표면"을 이용하여 새로운 형태의 평면 광학(Flat optics) 기술을 개발하였다. 메타표면은 우리의 눈으로 볼 수 없을 정도로 아주 작은 수백 나노미터 정도의 두께를 가지는 나노 구조로 빛과의 상호작용을 조절하여 빛의 파면을 제어하는 기술이다(그림 1). 이러한 메타표면 광학 시스템은 기존의 광학 장치와 비슷한 광학적 성능을 가지지만 두께가 수천 배 얇아 초소형, 초박형 광학 소자 구현을 가능하게 한다. 또한 기존의 광학장치와는 다르게 메타표면은 디자인 방법에 따라 하나의 장치가 다양한 기능을 수행할 수 있다. 메타표면은 기존의 렌즈, 거울과는 다르게 설계에 따라 펜이 반대로 휘는 것과 같이 보이는 음의 굴절을 구현 가능하고, 무채색 초점 및 편광 제어와 같은 광학적 특성을 구현할 수 있다.

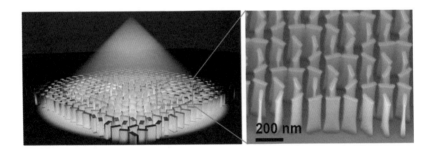

그림 1. 메타렌즈 모식도 및 전자현미경(Scanning Electron Microscope, SEM) 이미지
(modified from H. Liang et al., 2018)

메타표면을 이용한 렌즈는 부피가 큰 렌즈 없이도 고해상도 이미징이 가능하여 초박형 스마트 폰 또는 의료영상 광학장치에 사용 가능하

다. 또한 현재 상용되는 바이오 센서보다 더욱 높은 민감도를 갖는 센서와 하나의 소형화된 디바이스로 여러 파장대역에서 작동하도록 하는 광학 기기를 구현가능하다. 이러한 장점 및 어플리케이션을 가지는 메타표면은 현재 라이다, 홀로그램, 얼굴인식, 플렉서블 디스플레이, 바이오 센서 및 바이오 이미징 등 다양한 분야에 연구 및 사용되고 있어 컴팩트/플렉서블 광학 기술의 새로운 패러다임으로 주목받고 있다.

메타표면은 기존의 광학 장치보다 매우 작고 가벼워 바이오 이미징 뿐만 아니라 스마트폰과 휴대용 장치와 같은 초소형 광학 장치가 필요한 모든 곳에서 유용하게 사용 가능하다.

2.2. 메타렌즈를 활용한 차세대 바이오 이미징 기술

광학 현미경은 그동안의 생명 과학연구에 있어 생물학적 과정의 시각화라는 중요한 역할을 해왔다. 바이오 샘플들을 관찰/분석하는 것은 질병의 진단과 치료에 있어 중요한 단계 중 하나이다. 그에 따라 다양한 종류의 광학 바이오 이미징 기술이 개발되고 있다. 최근 바이오 이미징 기술은 단순 샘플 확대를 넘어서 세포 내부를 관찰하거나 살아있는 세포에 영향을 주지 않으면서 실시간으로 영상 촬영이 가능하게 되었다. 그러나 기존 바이오 이미징 기술은 광학 렌즈에서 발생하는 회절 한계로 인해 장비 소형화, 다기능 이미징 기술, 고성능 이미징 구현이 어렵다는 문제를 겪고 있다. 이러한 문제를 해결할 수 있는 방안으로 제시된 것이 메타렌즈이다. 메타렌즈는 초소형 및 고성능의 특성을 갖는 메타표면을 이용한 렌즈로 차세대 바이오 이미징 기술에 이상적인 특성을 제공한다.

메타렌즈는 어떻게 기존 렌즈의 한계를 극복할 수 있었을까? 이는 메타렌즈가 갖는 구조적 특징에 답이 있다. 먼저 메타렌즈는 두께가 수백 나노미터에 불과할 정도로 기존 렌즈에 비해 매우 얇고 가볍다는 특징이 있어 이미징 기기의 소형화나 내시경과 같은 소형 장치와의 통합을 가능하게 한다. 또 다른 메타렌즈의 장점은 다기능성으로, 나노구조의 정밀 제어를 통해 여러 종류의 광학 수차 보정이 가능한 형태로 제작될 수 있다는 것이다. 이러한 특징은 이미지 성능을 향상시킬 수 있고 하나의 렌즈로 여러 기능을 소화할 수 있다. 이렇게 제공된 고해상도 이미지는 샘플의 진단과 분석 혹은 질병의 과정을 이해/관찰하는 데에 있어, 보다 높은 신뢰도를 가진다. 그 외에도 가시광선, 자외선과 적외선을 포함한 광범위한 파장에서 작동하도록 설계 가능하다는 특징을 갖는다. 이러한 장점들을 바탕으로 메타렌즈는 자기공명영상(Magnetic resonance imaging, MRI)이나 내시경과 같은 바이오 이미징 기술에 적용되고 있으며, 이외에도 첨단 바이오 이미징 장치에 적용되는 연구가 활발히 진행되고 있다. 구체적으로, MRI와 내시경 이외에도 엣지 감지 이미징, 형광 이미징, 라이트 필드 이미징, 초고해상도 이미징 등의 기술에 관한 연구가 많이 진행되고 있다.

예를 들어, 한 연구(그림 2A)에서는 광 간섭 단층 촬영(Optical coherence tomography, OCT)에 사용되는 내시경 렌즈를 메타렌즈로 대체하였다(H. Pahlevaninezhad et al., 2018). 이를 통해 마이크로 단위의 샘플 조직의 세부 이미지를 제공하는 등의 고성능 작동이 가능하고 기존의 OCT 내시경에 비해 해상도와 이미지 대비가 향상되었다. 최근에는 별도의 조영제나 염료의 사용 없이 비침습적으로 투명한 바이오 샘플을 효과적으로 관찰할 수 있는 메타렌즈 엣지 감지 이미징 연구도 진행되었다. 투명

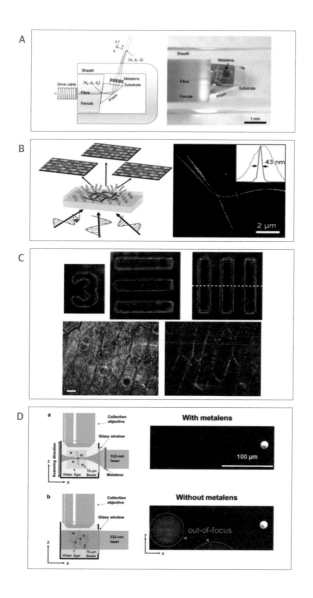

그림 2. 메타렌즈를 사용한 바이오이미징 기술. (A) 메타렌즈 내시경 이미징(modified from H. Pahlevaninezhad et al., 2018), (B) 초고해상도 이미징(modified from A. Bezry-adina et al., 2018), (C) 엣지감지 이미징(modified from Y. Zhou et al., 2020), (D) 형광 라이트 시트 현미경 이미징(modified from Y. Luo et al., 2022)

한 바이오 샘플을 관찰하기에 필수적으로 필요한 염료를 사용 시에 발생할 수 있는 생물학적 샘플의 손상을 막을 수 있고 살아 있는 세포에 사용할 수 있다는 큰 장점이 있다. 이렇듯 기존 기술에 메타렌즈를 적용함으로써 초소형 형태의 광학 기기를 바탕으로 보다 더 자세하고 선명한 이미지를 얻을 수 있다.

지난 몇 년간 겪은 코로나19로 인해 세포 정밀 이미징, 유전자 분석 등의 바이오 이미징은 이전보다 더 유망한 기술로 떠오르고 있다. 메타렌즈를 활용한 바이오 이미징 연구는 다양한 분야에서 고성능/초소형 진단 기기 시대를 열 수 있을 것으로 기대한다.

3. 나노분광학 기술을 이용한 바이오센서 연구

3.1 나노분광학의 원리

빛이 금속, 반도체, 화학물질, 생체분자 등 세상에 존재하는 물질들과 만났을 때 어떠한 일이 일어날까? 빛이 물과 같은 투명한 물질을 만나면 빛이 그대로 투과거나 굴절될 것이며 거울과 같은 물체를 만나면 반사할 것이다. 빛이 파장보다 작은 입자와 부딪히면 사방으로 빛이 퍼지는 산란 현상을 볼 수 있고, 형광물질을 만나게 되면 원래 파장의 빛은 흡수되고, 더 긴 파장의 빛이 방출되어진다. 이처럼 빛이나 물질에 따라서 빛과 물질과의 만남은 서로 다른 현상들을 보여주며, 이러한 현상을 연구하는 학문이 분광학이다. 나노분광학은 최근에 나노 기술의 발전으로 빛을 나노 단위로 제한하고 조절할 수 있게 되면서 나노미터의 공간 해상도 및 분해능을 갖는 분광학을 의미한다(M.J.A. Çulha et al., 2015). 우리가 입사하는 빛의 정보를 알고 상호작용 후의 결과를 측정을 통해 안다면, 거꾸로 빛과 상호작용한 물질이 무엇이고 어떤 성질을 갖고 있는지를 알 수 있기에 분광학은 물질을 탐구하는 데 널리 사용되고 있다. 나노분광학은 기존 측정할 수 있었던 물질보다 한층 더 작은 스케일의 물질들을 나노 단위로 정밀하게 측정할 수 있게 한다. 본문에서는 바이오센서 원리 및 방법을 소개하고자 생체 분자를 타깃으로 하는 나노분광학 기술들을 빛의 성질에 따라 정리해본다.

먼저 빛의 굴절을 이용한 방법이 있다. 항체에 의해 센서 칩의 표면에 생체분자들이 부착 되고, 부착된 분자들의 개수가 증가함에 따라 국소적인 부분의 굴절률이 증가하게 된다. 굴절률이 증가하면 기존 센서 칩의 공명 스펙트럼이 이동하거나 또는 측정 각도에 따른 신호 세기가 변화하게 되는데, 생체분자들이 센서에 감지되었음을 이러한 변화를 통해 확인된다. 공명 스펙트럼의 변화를 이용한 방법으로는 빛이 조그마한 나노 구멍을 통과할 때 발생하는 특이광투과현상(extraordinary optical transmission, EOT), 빛이 나노 구조체에 더 오래 머무르며 물질과의 상호작용을 증대시키는 높은 Q인자(high-Q) 메타표면 등을 활용한 기술들이 있다. 이러한 기술을 구현하기 위해 금속 기반의 표면 플라즈모닉스 및 유전체 기반의 전자기 모드 엔지니어링 기술들이 많이 연구되어 오고 있다.

두 번째는 빛의 흡수를 이용한 방법이다. 분자의 전체 에너지는 크게 전자 에너지, 진동에너지, 회전에너지로 나눌 수 있는데 이러한 에너지들은 모두 양자화되어 있어 분자 마다 고유의 에너지 상태들을 갖고 있다. 진동에너지의 경우 분자 내의 화학적 결합에 따라 에너지 상태가 정해져 있어서 입사되는 빛의 에너지가 물질의 고유한 진동 에너지 상태와 같다면 물질이 빛을 흡수하여 에너지를 얻는다. 즉 흡수된 빛의 파장을 통해 물질의 고유한 진동에너지 상태를 파악하여 측정 물질을 분석하는 방식으로 일반적인 경우 이러한 진동에너지 범위가 적외선 에너지 영역이어서 적외선 분광법이라 한다.

세 번째는 빛의 산란을 이용한 방법이다. 대표적인 분석 방법으로 표면증강 라만 산란(Surface-enhanced Raman scattering, SERS)이 있다. 빛이 서브 파장의 분자와 부딪히면 대부분 탄성 산란으로 레일리 산란이 일어나는데, 간혹 입사되는 빛 보다 에너지가 낮거나 높은 빛이 산란되는 비탄성 산란이 관측되는데 이를 라만 산란이라 한다. 라만 산란은 물질에 따라 다르게 나타나는데, 물질의 고유한 진동에너지 상태에 따라 특정 파장들의 빛만을 산란시킨다. 따라서 적외선 분광법과 마찬가지로 물질마다의 고유한 라만 산란의 파장이 있어서 산란된 빛을 분석하여 물질을 파악할 수 있다. 그러나 라만 산란은 그 세기가 매우 약하여 금속의 나노 구조체나 나노 입자들을 기판에 사용하면 표면 플라즈몬에 의해 전자기장과 전하의 이동을 증폭시켜 라만 산란의 신호가 증가하게 되고 증폭된 신호로 물질을 명확히 판별할 수 있는데, 이러한 증폭된 라만 산란 측정을 SERS라 한다.

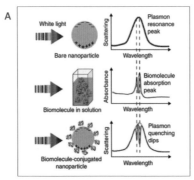

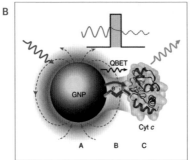

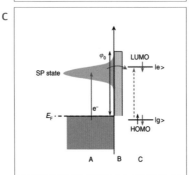

그림 3. PRET의 원리.(A) PRET 현상에 의한 스펙트럼 변화(modified from G.L. Liu et al., 2007),(B) 금나노입자와 생체분자(시토크롬 c) 사이에 에너지 전달 및 전자 터널링,(C) 링커 분자의 터널링 배리어 모식도(modified from H. Xin et al., 2019.)

마지막은 비교적 최근에 보고된 바이오나노포토닉스 기술 중에 하나인 플라즈몬 공명 에너지 전달 현상(Plasmon resonance energy transfer, PRET) 방법이다. PRET은 금속 나노 입자가 생체분자와 결합된 상태에서 빛이 비추어졌을 때, 금속의 플라즈몬 에너지가 생체 분자에 이동하는 현상으로 금속의 공명 파장 영역과 생체분자의 흡수 파장 영역이 겹칠 때 일어난다. 즉 나노 입자 또는 나노 구조체의 산란 스펙트럼에 에너지 전달로 인해 생체 분자에 의한 고유한 딥이 생기는 변화(그림 3A)로 생체 분자의 지문과도 같은 전자에너지를 무표지 방식으로 감지한다(G.L. Liu et al., 2007). 이 현상은 에너지 전달뿐만 아니라 전자의 터널링(그림 3B)에 의해서 일어나기에 나노 입자와 생체 분자간의 거리와 둘을 연결하는 링커 분자의 오비탈 에너지(그림 3C)와도 관련 있다(H. Xin et al., 2019).

3.2 질병 바이오마커 진단 기술(Exosome)

바이오마커란 생물학적 마커의 합성어로 정상적인 생물학적 과정, 병원체적 과정 또는 치료적 개입에 대한 약리학적 반응의 지표로서 객관적으로 측정되고 평가되는 특성이다(J.K.J.B.j.o.c.p. Aronson et al., 2005). 바이오마커는 임상변수(Clinical endpoint)를 대체할 수 있어서 일부는 대리변수(surrogate endpoint)로 불리기도 하며 임상변수 대비 비용이 저렴하고 측정 시간이 짧으며, 측정이 쉽다는 장점을 갖고 있다. 이러한 장점을 통해 바이오마커는 질병을 진단하고, 질병의 진행상태를 모니터링하며, 질병 치료 시의 반응을 확인하는 등 광범위한 분야에서 사용되고 있다.

바이오마커의 종류 중 하나인 진단 바이오마커는 질병의 존재 또는 관심 상태를 감지하거나 확인하며, 질병의 하위 유형을 가진 개인들을 식별한다(R.M.J.E.B. Califf et al., 2018). 이러한 진단 바이오마커 종류 중 하나인 엑소좀은 최근에 관련된 연구가 활발히 이루어지고 있다. 1980년 대에 세포 외 공간에서 발견되어진 엑소좀은 처음에는 세포 손상 또는 세포 항상성에 의해 나오는 세포 폐기물로 생각되어 세포 간에 큰 영향을 미치지 않는 것으로 간주되었다(Y. Zhang et al., 2019). 그러나 2007년 엑소좀에 의해 mRNA와 miRNA와 같은 유전 물질들이 세포 간에 전달된다는 것이 보고되어졌다(H. Valadi et al., 2007). 이후 엑소좀에 대한 연구가 폭발적으로 증가하여 한 해에 3,000편 이상의 논문 발표될 정도로 지난 15년간 엑소좀 연구분야가 급격히 팽창하였다(Y.W. Yi et al., 2020).

엑소좀은 세포 외 소포(Extracelluar vesicles) 중 가장 크기가 작은 소포체로 30~200nm의 크기를 가지며, 단백질, 지질, 핵산 등을 수용자 세포로 전달하는 역할을 하고 있다. 세포 간에 정보를 전달하기 위해 엑소좀은 그 안에 특정 프로파일의 정보를 갖고 있다(그림 4A). 또한 혈액, 소변, 눈물, 모유, 뇌척수액, 정액, 양수 및 복수를 포함한 거의 모든 체액에서 발견되어져 진단 바이오마커로써 접근성에 대해 유용성을 주목받고 있다. 엑소좀을 효율적인 진단 바이오마커로써 사용하기 위해서는 엑소좀을 다른 성분들과 분리하는 기술과 원하는 정보를 갖고 있는 엑소좀만 검출하는 기술이 필요하다. 이중에서 나노분광학 기술은 특히 엑소좀 검출 기술 발전에 기여를 하고 있다.

엑소좀 검출기술로써 기존의 방법은 웨스턴 블롯, 효소 결합 면역 분석법(Enzyme-linked immunosorbent assays, ELISA) 등이 사용되었다. 그러나 낮은 민감도, 라벨링 과정의 필요, 긴 측정 시간, 낮은 처리량 등의 한계

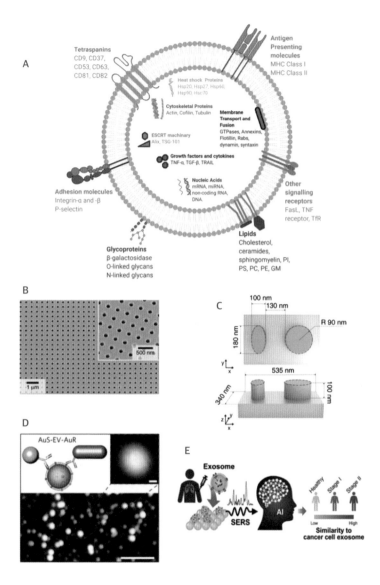

그림 4. 엑소좀과 엑소좀 검출 기술.(A) 엑소좀의 구성(modified from S. Gurung et al., 2021),(B) 나노 홀 구조체(modified from H. Im et al., 2014),(C) 유전체 메타표면 (modified from Y. Jahani et al., 2021),(D) 엑소좀과 결합한 나노 입자(modified from K. Liang et al., 2017),(E) 딥러닝을 통한 SERS 스펙트럼 분석 modified from(- modified from H. Shin et al., 2020)

를 갖고 있어 이를 극복하기 위해 나노 구조체 및 나노 입자를 사용한 나노분광학을 통해 새로운 엑소좀을 검출하는 기술들이 개발되었다. 나노 구조체를 이용한 경우 굴절률의 변화를 통해 검출하는 방법이 있다. 직경 200nm의 홀들이 규칙적으로 배열된 금 나노 구조체(그림 4B)는 백색광이 투과되어졌을 때 표면 플라즈몬 공명(Surface plasmon resonance, SPR)에 의해 뽀족한 공명 픽을 나타내고, 이러한 픽은 구조체에 엑소좀이 붙음으로써 생기는 굴절률의 변화를 민감하게 구별할 수 있어서 고민감도로 엑소좀을 검출한다(H. Im et al., 2014). 비슷한 방법으로 준-연속체 속 속박 상태(Quasi-bound state in the continuum, Quasi-BIC) 모드 기반의 유전체로 구성된 메타표면(그림 4C)은 높은 Q인자의 공명을 만들어 엑소좀의 검출을 굴절률의 변화를 통해 민감하게 포착한다(Y. Jahani et al., 2021). 나노 입자는 빛을 받았을 때 입자의 성분 또는 크기에 의해 정해진 파장에서 빛을 산란시키고, SPR에 의해 공명 픽을 보여준다. 엑소좀에 나노 입자(그림 4D)들을 결합하면 이러한 나노 입자의 특성에 의해 빛의 산란 세기가 강해지고, 강화된 산란 세기는 엑소좀을 암시야 이미지를 통해 쉽게 엑소좀 검출을 판별한다(K. Liang et al., 2017). 머신 러닝은 나노 입자를 이용한 검출 방법과 접목되어 엑소좀 검출의 자동화를 가능하게 한다(W. Zheng et al., 2022).

소개된 모든 방법들은 엑소좀의 세포막에 있는 단백질을 타깃으로 항체를 이용해 선택적으로 검출하는 방법들로, 세포막 단백들 중 특정 단백질들은 암 또는 알츠하이머 등 질병과 관련이 있다고 알려져 있어 엑소좀은 진단 바이오마커로 활용되어 이러한 검출 기술들은 질병 진단 방법으로 연구되고 있다. 이외에 SERS로 엑소좀의 복잡한 스펙트럼을 딥 러닝으로 학습시켜 암세포의 엑소좀을 진단하는 방법(그림 4E)으로 특정 세포막 단백질이 아닌 엑소좀 전체의 정보를 이용하는 방법이 있다(H. Shin et al., 2020). 엑소좀 검출 기술들이 앞으로 더 발전하여 미래에 상용화된 질병 조기 진단 방법이 되기를 기대해본다.

3.3 세포의 병리학적 상태 진단 기술

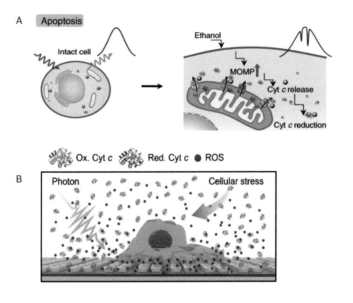

그림 5. 세포상태 진단 기술.(A) 나노 입자를 활용한 세포내에서의 시트크롬c 산화 환원 측정 (modified from H. Xin et al., 2019),(B) 메타표면을 활용한 세포 외에서의 ROS 측정 (modified from I. Kim et al., 2023)

나노분광학을 이용한 세포 모니터링은 현재 세포의 상태를 파악하고 세포의 상태를 실시간으로 관측한다. 이중 PRET 방식은 세포 내부 환경이나 외부에서 세포의 상태를 파악하는 방법으로 사용된다. 세포가

자멸사하거나 괴사할 때 세포 내부 환경 중 시토크롬 c의 산화 환원 반응을 실시간으로 관측하기 위해 세포 내에 금 나노 입자를 침투시켜 시토크롬 c와의 PRET 측정(그림 5A)한 결과 서로 다른 양상을 보였다(H. Xin et al., 2019). 나아가 시토크롬 c를 이용한 세포 외부에서의 PRET 측정은 세포의 병리학적 상태를 확인한다. 세포가 정상적인 상태인지, 스트레스를 받는 세포인지, 종양세포인지 등을 시토크롬 c의 산화 환원 반응을 통해 진단한다. 세포는 실시간으로 활성산소를 분비하고 시토크롬 c를 세포 주변에 놓으면 시토크롬 c가 활성산소에 의해 산화되어진다. 세포의 상태에 따라 활성산호의 분비량이 달라 시토크롬 c의 산화량도 크게 달라진다. 그래핀과 결합한 나노 입자(H. Kim et al., 2022)나 클러스터 기반 메타표면(I. Kim et al., 2023) 을 PRET 측정의 센서(그림 5B)로 활용해 실시간으로 시토크롬 c의 변화를 감지함으로써 세포의 상태를 파악한다. 결과적으로 정상세포, 종양세포 또는 스트레스 받는 세포, 독소루비신에 의해 치료를 받는 종양세포 순으로 활성산소를 적게 분비하며 이러한 분비량은 PRET에 의한 딥의 변화량의 크기로 판단하여 세포의 상태를 진단한다

4. 분자 및 질병 조기진단을 위한 초고속 핵산 증폭 기술 연구

4.1. 핵산 증폭 기술의 원리

코로나 변이 바이러스의 출현과 급속한 확산으로 인해 신속하고 정확한 분자 진단 기술이기술이 전 세계적으로 주목받고 있다. 분자 진단을 위해서는 핵산 증폭 기술이 반드시 필요하다. 핵산 증폭 기술은 분자생물학적 실험에서 매우 중요한 역할을 하는 기술로 특정 DNA 조각을 복제하여 증폭하는 것이다. 핵산 증폭 기술은 유전체 연구 및 진단, DNA 시퀀싱, 약물 개발 등에 활발하게 활용되고 있다. 대표적인 핵산 증폭 기술로는 중합효소 연쇄반응(Polymerase chain reaction, PCR), 루프-중재 등온 증폭(Loop-mediated isothermal amplification, LAMP), 등온 핵산 증폭법(Recombinase polymerase amplification, RPA)가 있으며 각각 다른 특징을 가지고 있다.

PCR은 DNA 복제 과정을 인공적으로 재현하여 특정 DNA 조각을

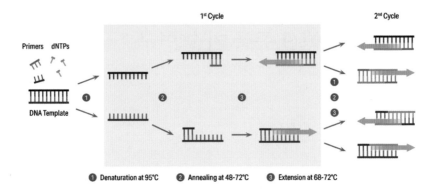

그림 6. PCR의 원리

생산하는 기술이다. PCR과정은 변성(Denaturation), 결합(Annealing), 증폭 (Extension) 세 과정으로 이루어진다. 증폭시키고자 하는 DNA 샘플을 PCR 반응 용액에 넣고 이를 95℃의 고온으로 가열한다. 고온으로 가 열하면 DNA 변성이 일어나 두 개의 단일 가닥 DNA로 분리된다. 이를 변성 과정이라고 한다. PCR 반응 용액에는 증폭하고자하는 DNA 조각과 상보적인 역할을 하는 프라이머라는 작은 DNA 조각들이 존재 한다. 고온에서 변성된 DNA는 프라이머와 결합하여 변성 과정을 멈 추고 프라이머가 결합된 지점에서 시작되는 이중 가닥 DNA가 생성된 다. 이를 프라이머 결합 과정이라고 하며 48~72℃에서 진행된다. DNA 증폭 과정은 68~72℃에서 진행되며 생성된 이중 가닥 DNA를 이용하여 새로운 DNA 염기서열을 생성하는 단계이다. 이 과정에서 DNA 합성 효소는 이중 가닥 DNA를 이용하여 단일 가닥 DNA를 합 성한다. 이렇게 생성된 DNA는 다시 변성, 결합, 증폭 과정을 거치고 복제된다. 이러한 과정을 반복하여 증폭하고자 하는 DNA 조각을 수

백만, 수천만 배 증폭할 수 있다.

LAMP은 PCR에 비해 더욱 빠르고 간편하게 핵산 증폭을 하는 기술이다. LAMP는 DNA복제에 필요한 모든 단계를 동일한 온도에서 수행하기 때문에, 복잡한 열 사이클링 장비가 필요하지 않으며 상대적으로 저렴하다. 또한 PCR과 다르게 증폭 결과물을 전기영동 과정 없이 바로 확인할 수 있기 때문에 빠른 진단 검사에 사용이 가능하다. LAMP는 특정 DNA 조각의 존재 여부를 빠르게 확인할 수 있기 때문에, 의학적인 진단 검사뿐만 아니라 환경오염 및 음식물 안전검사 등 다양한 분야에서 활용된다.

RPA은 LAMP와 유사한 원리를 가지고 있지만, DNA 대신 RNA를 증폭할 수 있다는 점과 PCR과 같은 정확한 시퀀싱 결과를 얻을 수 있다는 특징이 있다. RPA는 DNA 증폭과 유사한 방식으로 진행되는데 특정 RNA 조각을 증폭하는 과정에서 재조합 효소 및 합성 효소가 협력하여 DNA-RNA 구조체를 형성하고 이를 증폭한다. 이때 이중 가닥 DNA가 생성되고, 이를 프라이머로 사용하여 다시 증폭시킨다. RPA는 LAMP와 같이 빠르고 신속한 RNA 진단검사를 가능하게 하며, 현장에서 사용하기 유리하다. 또한 PCR보다 적은 양의 RNA 샘플로도 높은 감도와 정확도를 보이기 때문에, 의료진단 및 환경오염검사 등의 분야에서 주로 사용한다.

4.2. 포토닉 핵산증폭 기술

포토닉 PCR 기술은 PCR 과정에 필요한 열 순환 사이클을 기존의 펠티에(Peltier) 방식의 히터를 사용하지 않고 빛을 통해 더욱 빠르게 구현

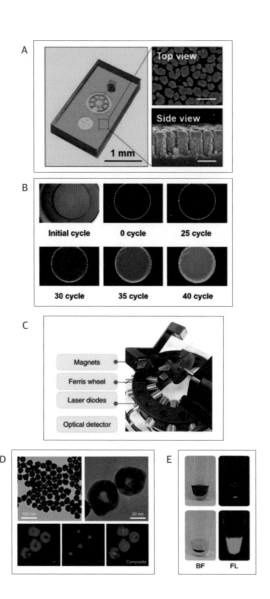

그림 7. (A-B) Chip 기반 포토닉 PF-PCR 칩(A) 모식도 및 SEM 이미지(B) 형광 검출(modified from B.-H. Kang et al., 2021)(C-E) 분자기반 포토닉 PCR(C) 구성요소(D) 사용된 금 나노입자 SEM이미지(E) 형광 검출(modified from J. Cheong et al., 2020).

할 수 있는 기술이다. 포토닉 PCR 기술은 광섬유와 광학 칩 등 광학 기술을 이용해 PCR 반응 중 생성되는 형광 신호를 실시간으로 감지하고 즉시 분석할 수 있으며, 광섬유나 광학 칩은 작은 크기로 제작할 수 있기 때문에 초소형 PCR을 제작할 수 있다는 장점이 있다. 또한 광섬유나 광학 칩은 열 전도도가 낮기 때문에 열 손실이 적어 뛰어난 열 검출 능력을 가지고 있다. 이러한 포토닉 PCR은 전통적인 PCR의 단점을 보완한 PCR 기술로 전통적인 PCR보다 소형화된장비 및 초고속 증폭 속도와 함께 정확한 결과를 얻을 수 있다는 장점이 있다. 또한 샘플의 크기와 농도에 구애받지 않고 증폭이 가능하며, 비용 효율적이기 때문에 현장진단 및 대규모 검사에 유리하다.

대표적으로 나노플라즈모닉 칩을 이용한 초고속 및 실시간 중합효소 연쇄반응 기반 분자진단 방법인 PF-PCR(Plasmofluidic PCR)칩이 있다 (B.-H. Kang et al., 2021). PF-PCR 칩은 금 나노 입자의 표면 플라즈몬 공명을 이용하여 형광 분자를 증폭하고 감지했다. 이로 인해 PCR 결과물을 감지하는 데 있어서 높은 감도 및 정확도를 보여준다. 기존의 PCR 기술은 여러 번의 가열 및 냉각 과정을 거쳐 증폭과 감지가 이루어지기 때문에 시간이 매우 오래 걸린다. 하지만 PF-PCR 칩은 나노 광학적 증폭 기술을 이용하여 40 사이클을 264초 만에 완료했다. 또한 마이크로 유체를 이용하여 칩에 반응 용액을 투여하고 반응을 진행한다. 마이크로 유체 기술은 작은 체적의 액체를 효율적으로 처리하고 이동시키는 기술로, 반응 용액의 소모량을 줄이면서 효율적인 반응을 가능케 한다. 이동성과 실시간 감지 기능이 부족했던 기존의 PCR에 비해 PF-PCR은 마이크로 유체 칩에 내장되어 휴대성이 매우 뛰어나 실시간 현장 진단을 가능케 한다.

휴대용 장치에서 플라즈모닉 열 주기와 형광 검출을 통합해 SARS-CoV-2 RNA를 단시간에 검출한 연구도 활발히 진행중이다(J. Cheong et al., 2020). 전체 샘플을 가열하고 냉각하는 전통적인 PCR 기술과는 다르게, 금 나노 입자와 샘플 사이의 표면 플라즈몬 공명을 이용하여 지역적으로 가열하고 냉각함으로써 샘플 내의 RNA의 증폭을 빠르고 효율적으로 수행한다. 또한 형광 검출 방법을 사용하여 증폭된 RNA를 정량화한다. RNA 증폭에 성공한 이후, 검출 용 형광 프로브를 사용하여 RNA와 상호작용하여 형광을 방출한다. 이러한 형광 신호는 스마트폰 앱을 통해 읽을 수 있다. 이 장치는 샘플 내의 SARS-CoV-2 RNA를 30분 이내에 감지할 수 있었으며, 높은 정확도를 보인다. 또한, 적은 양의 샘플로도 감지할 수 있으며 샘플 수집 및 처리의 간편성을 높여줄 수 있기에 분자 검출을 위한 실시간 현장 진단이 가능하다.

앞서 언급한 연구뿐만 아니라 빠른 질병 진단 및 현장 진단을 위해 미생물, 바이러스, 종양 등 다양한 분야에서 포토닉 PCR 기술을 활용하고 있다. 이 외에도 신속한 검출과 현장 진단을 위한 포토닉 LAMP를 이용한 연구도 활발하게 진행중이다. 대표적으로 SARS-CoV-2 및 다양한 호흡기 감염 바이러스의 효과적인 검출을 위한 MUSAL(Multiplexed ultrasensitive sample-to-answer loop-mediated isothermal amplification) 칩을 들 수 있다(M. Song et al., 2023). MUSAL 칩은 하나의 샘플로 6개의 대상을 감지할 수 있는 초 민감 다중 검출 칩이다. MUSAL 칩의 샘플은 1.2ml/min의 속도로 500배 농축을 진행한 고농도 샘플이다. 또한 MUSAL 칩은 광열 활성화를 통해 자체적인 대상 용출 및 칩 내 오염 없는 증폭이 가능하다. MUSAL 칩의 낮은 검출 한계로 SARS-CoV-2 및 인플루엔자 바이러스의 다중 칩 진단을 성공적으로 수행했다. MUSAL칩을 통한

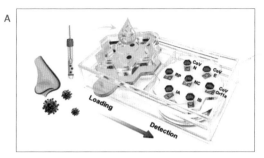

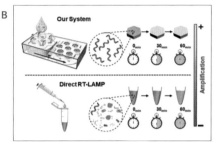

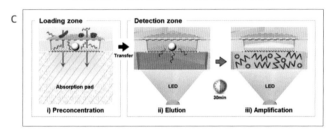

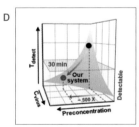

그림 8.(A) MUSAL칩의 개략도,(B) MUSAL 칩의 작동 원리,(C) MUSAL 칩과 이전 RT-LAMP 비교,(D) RT-LAMP 감지를 위한 역치 시간과 사전 농축 인자 간 상관관계 그래프(M. Song et al., 2023).

빠른 진단을 통해 COVID-19를 포함한 다양한 대 유행 상황의 적시적인 관리가 가능할 것이다.

향후 포토닉 핵산 증폭 기술은 의약품 개발 및 선별, 환경오염 물질 검출뿐만 아니라 더욱 넓은 응용 분야로 확대될 것으로 예상한다. 또한 포토닉 바이오센서의 높은 감도와 정확도 및 실시간 바이오마커 감지 기능을 바탕으로 의료, 바이오 센싱, 의학 연구 등 다양한 분야에서의 포토닉 바이오센서의 발전을 기대한다

5. 결론

앞서 메타구조를 활용하여 바이오 및 의료분야에 접목 가능한, 현재 활발히 연구되고 있는 분야들을 소개하였다. 메타렌즈를 활용한 바이오 이미징 기술은 기존의 광학 렌즈 방식의 한계를 넘어 초소형 고성능 구현 가능성을 확장시키며 웨어러블 기기 등에 적용되어 더 높은 정밀도의 장치를 개발하는 데 도움이 될 것으로 보인다. 또한 정밀 의료의 실현 가능성을 높이는 데에는 여러 요인들이 작용했지만, 핵심 요인은 유전체 염기서열 해독의 발전에 있으며, 메타구조를 활용한 초고속 핵산 증폭 기술은 감염 질병이나 유전자 이상을 빠르게 검출하고, 환자 개인의 유전자 정보를 분석하여 개인 맞춤형 치료를 개발하는 데 활용될 수 있다. 마지막으로 메타표면을 기반으로 한 나노분광학 기술을 기반으로 바이오마커와 세포 모니터링에 대한 연구는 다양한 질병의 조기 진단과 진단 정확도 향상에 기여할 수 있을 것으로 기대해 볼 수 있다.

미래에 정밀 의료에 접속하는 환자 대다수가 헬스케어 기기를 착용할 것으로 보고 많은 투자가 몰리고 있는 상황이다. 환자의 신체에 다양한 헬스케어 기기가 부착이 되고, 이러한 과정을 통해 환자 개개인에 대한 개인 처방이 이루어질 수 있다. 이러한 웨어러블 장비나 바이오 센서 등 원격 진료 데이터는 앞으로 정밀의료 데이터 소스 중 상당수 부분을 차지할 것으로 예상되고 있다. 향후 정밀의료 서비스는 언제 어디서나 간편하게 접할 수 있는 방식으로 조성될 것이며, 이를 위해 바이오센서, 이미징, 칩과 같은 더욱 정확한 데이터를 제공할 수 있는 바이오나노포토닉스라는 연구분야는 정밀의료에 크게 기여하는 매우 중요한 역할로 자리매김할 것이다. 이를 위해서는 공학, 생물학, 화학, 물리학 등 수많은 분야의 과학자들이 활발히 협업하여야 하며, 이를 통해 암, 신경계 질환, 자가면역 질환 등 다양한 질병과 맞서 싸우는 데 크게 기여할 수 있을 것으로 기대한다.

경두개 뇌 치료 및 기능 변조를 위한 정밀 초음파 기술

/

장서연,
성균관대학교 지능형정밀헬스케어융합전공

박진형, PhD,
성균관대학교 지능형정밀헬스케어융합전공

한 문장 요약

집속 초음파를 이용한 경두개 뇌 치료 및 자극의 최근 연구 동향에 대해 알아보고, 세포부터 임상까지 각 연구 단계마다 갖춰져야 하는 초음파 기술에 대해 논의해본다.

8

기존의 뇌 치료 및 자극 방법들은 외과적인 수술을 필요로 하여 감염의 위험성을 가지거나, 비침습적 자극술 임에도 표적성이 떨어지는 한계를 가진다. 최근 집속 초음파를 이용하여 비침습적으로 뇌 치료 또는 자극을 할 수 있다는 연구가 보고되었고, 특히, 초음파 자극을 통한 뇌 기능 변조의 효과를 확인하기 위해 세포부터 소동물, 임상까지 다양한 대상을 이용한 연구가 진행되고 있다. 한편, 자극 대상에 따라 효과적인 초음파 주사 조건 및 자극이 전달되는 범위가 다르기 때문에 자극 대상에 특화되어 최적화 된 초음파 시스템의 개발이 요구된다. 따라서, 본 챕터에서는 현재 사용되는 세포, 소동물, 임상에서의 초음파 시스템의 종류에 대해 설명하고, 한계점 및 임상용 뇌 자극 시스템의 미래에 대해 논의하고자 한다.

1. 서론

전통적인 뇌 질환의 치료 방법은 개두술을 통해 병변을 절제하거나, 약물의 주입을 통한 증상의 호전에 있었다(Keles et al., 1999, Stupp et al., 2005). 하지만, 수술적 방법의 경우 복잡하게 얽혀 있는 뇌세포들의 특성으로 인해, 병변을 절제 했을 때 정상 뇌기능에 영향을 미치는 부작용을 동반하는 경우가 빈번하고(Jenkins et al., 2015), 화학적인 방법의 경우 병변이 있는 지역에 표적하여 약물을 전달하는 데 있어 혈뇌장벽의 존재로 인해 어려움이 있다(Regina et al., 2001). 따라서 약물 치료 후 부작용이 동반되는 사례가 잦고, 뇌 실질 내부로 약물이 전달되지 않아 효과가 기대보다 낮은 경우가 많다. 뿐만 아니라, 이러한 전통적인 방법들을 사용하여 뇌 질환을 치료한 경우 뇌기능의 회복을 위하여 운동치료와 인지 재활훈련과 같이 뇌기능의 가소성을 이용하여 간접적인 회복 방법이 병행되지만(Maschio et al., 2015), 충분한 뇌기능의 변화를 기대하는 데에 오랜 시간이 소요된다. 이러한 전통적인 뇌 치료 방법들의 단점을 극복하는 뇌 심부 전기 자극술은 두개골 천공술로 확보된 구멍을 통해 바늘형 전극을 뇌 속으로 삽입하여 전기 신호를 뇌 속에 전달하는 기법으로, 원하는 병변에 국소적으로 자극을 전달하여 뇌세포의 활성화를 유도할 수 있으며(Perlmutter et al., 2006), 간질과 파킨슨의 증상을 완화하는 시술을 성공적으로 보여주었다(Benabid., 2008). 하지만, 침습적인 방법을 통해 삽입된 전극을 제거하지 않고 지속적으로 이식 상태로 자극을 수행해야 하므로 감염의 우려가 있고(Sillay et al., 2008), 여러 병변을 치료하는 데 제한이 있으므로 최근 비침습적 뇌 자극술이 활발히 연구되고 있다.

비침습적 경두개 자극의 대표적인 기법에는 경두개 전기 자극(tDCS: Transcranial Direct Current Stimulation or tACS: Transcranial Alternate Current Stimulation) 와 경두개 자기 자극(TMS: Transcranial Magnetic Stimulation) 이 있다. 경두개 전기 자극은 부착형 전극을 두피 또는 두피와 가까운 곳에 두고 두 전극 사이에 전류를 인가하여 주로 뇌 피질을 자극하는 기법이다(Nitsche et al., 2008). 최근 연구결과에 따르면 패턴이 있는 두 전류신호를 위치가 서로 다른 전극에 인가하는 방법으로 뇌 심부에 자극을 집속할 수 있음이 보고되었지만(Sadleir et al., 2012), 대부분의 진행되고 있는 연구들과 상용화되어 있는 경두개 전기 자극기는 뇌 피질 자극에 국한되어 있으며, 뇌 심부 자극에 제한을 가지고 있다. 경두개 자기 자극 역시 우울증 치료 및 기억력 개선 등에 효과를 보고 있으나 전기자극과 유사한 한계점을 가지고 있다(Walsh et al., 2000).

최근 이러한 경두개 자극술의 단점을 개선하고 효과적인 뇌 자극 및 치료 효과를 기대할 수 있는 기법으로 경두개 집속 초음파 자극술(tFUS: Transcranial Focused Ultrasound)이 보고되고 있다(Kubanek, 2018). 초음파는 음

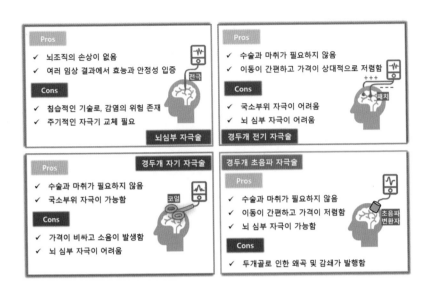

그림 1. 대표적인 경두개 자극술들의 장점과 단점

파의 한 종류로, 주파수의 크기가 20kHz 이상인 비가청 주파수 대역의 음향신호이다. 초음파는 음파와 같이 특정 매질에 주사될 때 매질의 입자의 진동을 유도하며, 입자들의 모임의 움직임이 패턴을 가지고 주기를 가질 때 초음파 주파수를 정의할 수 있다. 초음파 신호는 매질을 통해 전파되는 동안 반사, 산란 및 흡수를 통해 감쇄되는데, 특히 음향 임피던스가 다른 두 매질의 경계면에서 음향 신호의 반사 현상이 일어나며, 임피던스의 차이가 클수록 반사 현상으로 인한 감쇄가 커지게 된다. 경두개 초음파의 경우, 초음파 변환자 및 생성기를 두피의 표면에 위치시키고 초음파 신호를 뇌 방향으로 입사시키는데, 이때 뇌 조직과 같은 연조직은 1.5MRayl 근처의 음향 임피던스를 가지고 두개골은 7.8MRayl을 가지므로 두개골 내에는 15% 내외의 초음파 에너지만 투과 가능하게 된다(Thomas et al., 2010). 의료영상 초음파에서 사용되는 주파수 대역은 1MHz에서 20MHz로, 이 주파수 대역에서는 파장의 길이가 두개골의 두께에 비해 짧으므로 두개골 투과 시 두개골이 강한 반사체로 작동한다. 반면, 1MHz 이하의 주파수에서는 두개골의 두께에 비해 초음파 파장의 길이가 유사하거나 길어지므로 초음파 투과 시 감쇄가 줄어들게 된다. 따라서, 경두개 집속 초음파 뇌 치료 시 1MHz 이하의 주파수를 사용하여 뇌 속으로 초음파 에너지를 전달하게 된다.

초음파 에너지가 두개골을 통과하여 뇌 속에 전달되면 뇌세포를 활성화시키고 기능을 변조시킬 수 있음이 보고되고 있다(King et al., 2014). 기능 저하가 일어났거나 간질과 같이 비정상적으로 뇌세포가 활성화되는 경우 초음파 자극이 뇌세포의 활성화를 인위적으로 조절함으로써 치료에 도움을 줄 수 있음이 연구되었다(Bystritsky et al., 2011). 뿐만 아니라, 뇌기능을 조절할 때 특정 뇌 부위에 초음파 에너지를 높은 해상도로 집속하면 주변 뇌 조직 간의 간섭을 최소화하여 뇌기능 조절의 효과를 향상시킬 수 있음이 보고되었다(Legon et al., 2014). 초음파 자극으로 인한 뇌세포 활성화의 기전은 뇌세포의 세포막 진동으로 인한 이온들의 투과도 증가로, 기계적 자극에 민감한 이온 채널 또는 트랜스포터를 활성화함으로써 뇌세포의 활성화 정도를 조절할 수 있음이 알려져 있는데, 초음파 자극의 패턴에 따라 흥분성 반응과 억제성 반응을 구분하여 유도할 수 있어 뇌 자극 시 초음파 자극의 패턴의 확립은 뇌 자극의 효율성을 극대화하기 위한 매우 중요한 부분으로 자리 잡았다.

집속 초음파는 뇌 내 혈뇌장벽을 일시적으로 개방할 수 있는데, 개방된 혈뇌장벽을 통해 약물을 뇌 속으로 전달하는 연구들이 보고되고 있다(Choi et al., 2007). 의료 초음파 영상에서 사용되는 혈관 조영제는 수마이크로미터 크기의 지질층 구면 내부에 옥타플루오로프로판(Octafluoropropane)과 같은 기체로 가득 찬 구조로 이루어져 있다. 마이크로버블은 기체와 혈액의 임피던스 차이로 인해 주사되는 초음파 신호가 대부분 버블의 표면에서 반사되는 원리로 조영제로 사용되는데, 동시에 초음파 신호를 만나게 되면 지질층의 진동을 유도하고 팽창과 수축의 과정을 거치면서 혈관 벽에 기계적인 자극을 주게 된다(Sheikov et al., 2004). 따라서 저강도(<1 W/cm2) 초음파가 마이크로버블과 함께 뇌 속에 주사되면 뇌 혈관 벽을 버블의 진동으로 자극시켜 혈뇌장벽을 일시적으로 개방할 수 있으며, 이후 약물을 투입하면 뇌 속으로 약물 전달이 가능하다. 이 방법은 악성 뇌종양 치료에 유용하게 사용될 수 있다. 뇌종양 치료를 위한 대표적인 항암제인 테모졸로마이드(Temozolomide)는 뇌 속 투과율이 20%에 그쳐 충분한 약물을 종양 내부로 전달하기 위해서는 고용량의 항암제를 사용해야 하지만, 초음파-마이크로버블을 융합하여 혈뇌장벽을 개방했을 때에는 소동물 뇌종양 모델의 경우 항암제의 투과율이 두 배 가까이 높아졌다(Wei et al., 2013). 따라서 본 기술이 임상에 적용될 때 항암제의 사용량을 낮출 수 있고, 뇌 병변의 국소지역에 선택적으로 전달할 수 있을 것으로 기대한다.

초음파를 뇌 치료에 사용하기 위해서는 세포 단위에서 초음파 자극에 따른 뇌세포의 반응 기전을 연구할 수 있는 in-vitro 자극기, 비교적 작은 소동물의 뇌를 자극하고 모니터링 하는 시스템, 임상에서 사용되는 초음파 자극장치 및 뇌 내 약물 전달을 위한 초음파 시스템을 갖추어져야 하며, 본 단원에서는 이에 대한 내용을 다루고자 한다.

2. 정밀 뇌 자극 연구를 위한 초음파 시스템의 개요

2.1. 초음파 시스템의 구성

뇌 자극을 위한 초음파 시스템은 전기신호를 받아 초음파 신호를 생성하는 변환자와, 변환자에 전기신호를 인가하는 동작 시스템으로 구성된다. 초음파 변환자는 그림 2(a)에서 보는 바와 같이 양단에 전극이 형성되어 있는 압전소자와 전면의 임피던스 정합층, 뒷면의 백킹(Backing)층으로 구성되어 있다. 치료용 초음파를 위한 변환자의 경우, 음향 수신보다 송신의 성능을 우선시해야 하므로, 송신 특성을 나타내는 압전상수 d_{33}가 높은 압전소자를 선택하는 것이 바람직하다. 표 1에 보이는 바와 같이 압전소자의 종류마다 다른 d_{33} 값을 가지고 있는데, 이 중 송신효율이 높은 소자를 선택하는 것이 추천된다. 백킹층의 음향 임피던스는 변환자의 대역폭과 민감도에 영향을 주는데, 기계적 시스템의 대역폭은 민감도에 반비례하므로, 송신 출력이 변환자의 중요한 요소가 된다면 백킹층의 음향 임피던스를 낮춰서 대역폭을 좁히더라도 민감도를 향상시키는 방법이 사용된다. 대표적인 백킹 물질은 Epoxy Technology 사의 Epotek301 등의 에폭시이며, 경화되었을 때 3MRayl 근방의 음향 임피던스 값을 가지므로 30MRayl 정도의 음향 임피던스를 가지는 압전소자에 비해 10배가량 낮다. 민감도를 극대화하기 위해 백킹층을 따로 사용하지 않고 음향 임피던스가 0.01MRayl 이하인 공기를 백킹층으로 사용하기도 하지만, 이 경우 대역폭의 손실을 감수해야 한다.

표 1. Del Piezo Specialties 사의 압전 물질에 따른 압전상수와 유전상수

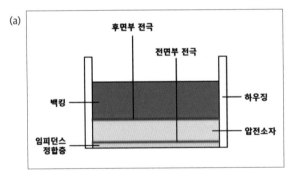

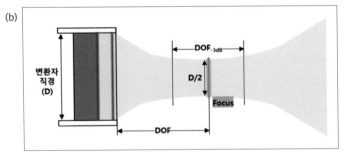

그림 2. (a) 단일 소자 초음파 변환자의 구조도와 (b) 단일 소자 초음파 변환자의 빔 모양

압전 물질	압전상수(d_{33}) [10^{-12}C/N]	유전상수(ε_{33})
DL-45HD	360	1550
DL-48	365	2650
DL-46	430	1450
DL-50HD	430	1950

　　초음파 송신 시스템은 초음파 파형 생성기와 증폭기로 구성된다. 초음파 파형 생성을 위한 상용 시스템은 함수 발생기(예: Tektronix 사의 AFG1062)와 전력 증폭기(예: Amplifier Research 사의 75A250)의 조합으로 구현될 수 있는데, 함수 발생기에서 생성된 자극 패턴이 전력 증폭기를 통해 증폭되어 초음파 변환자에 전달된다. 단일 집속 소자를 가진 변환자를 구동할 때에는 상용 시스템을 적용할 수 있지만, 어레이 변환자를 구동하기 위해서는 다채널 시스템의 제작이 필요하다. 다채널 시스템은 Field Programmable Gate Array(FPGA)를 사용하여 파형을 생성하며 전력 증폭기를 거쳐 고전압의 출력 신호로 증폭되는데, 이때 전력 증폭기는 그림 3의 스위칭 회로 또는 스위칭 회로가 포함된 초음파 송신칩으로 구현된다. 그림 3과 같이 직렬로 연결된 Metal Oxide Semiconductor Field Effect Transistor(MOSFET)의 GATE에 조정 전압을 인가함으로써 고전압 입력으로 인한 전류가 MOSFET의 SOURCE와 DRAIN 사이를 지나도록 하는 방법으로 양극성 고전압 교류 신호의 생성이 가능하다. 본 신호가 용량성 특성을 가지는 초음파 변환자에 인가되면 정현파 형태의 파형으로 변조된다.

2.2. 경두개 초음파 자극 및 치료 방법

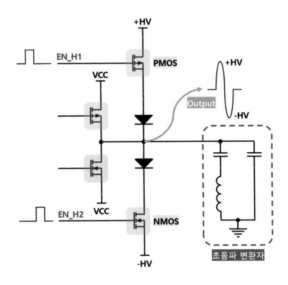

그림 3. 일반적인 초음파 송신 시스템의 전력 증폭기 회로도

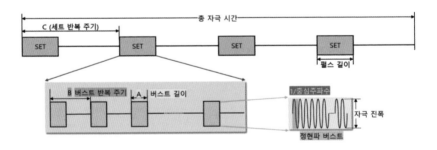

그림 4. 일반적인 경두개 초음파 자극 패턴 모습

경두개 초음파 뇌 자극 및 치료를 위해서는 그림 4와 같이 초음파 송

신 신호의 패턴화가 필요하다. 송신 신호는 특정 길이(A)를 가지는 정현파 버스트(Burst)를 정해진 주기(B)로 반복시켜 하나의 자극 세트(SET)로 정의하며, 이 자극 세트를 특정 주기(C)로 반복하여 수행하고자 하는 자극의 총 길이를 생성한다. 이때 버스트 그룹의 듀티 사이클(Duty Cycle)은 A/Bx100(%)로 정의된다. 초음파 뇌 자극으로 뇌기능 변조 시 듀티 사이클, 자극의 진폭, 세트의 반복주기 및 총 자극의 반복주기 등의 변화에 따라 뇌기능 변조의 방향과 효율이 달라지게 된다(Fomenko et al., 2018). 혈뇌장벽 개방에도 이와 같은 파라미터들이 영향을 미치는데, 특히 진폭과 듀티 사이클을 조절함으로써 혈뇌장벽의 개방 정도를 조절할 수 있다. 뿐만 아니라, 초음파 빔을 뇌 속 특정 영역에 집속시켜 자극을 전달할 때 높은 f수로 집속하면 초음파 빔의 크기가 1-2mm 정도로 줄어들어 주변 뇌 활동에 최소한의 영향을 주며 집속 부위의 뇌 활동을 변조할 수 있다.

3. 뇌세포 자극 초음파 기술

3.1. 세포 초음파 자극 연구의 필요성

초음파 뇌 자극의 효율성을 높이기 위해서는 초음파 자극의 패턴을 최적화해야 한다. 언급한 바와 같이 자극의 길이, 듀티 사이클, 자극의 반복 정도에 따라 뇌세포의 반응이 달라지는데, 세포 수준의 연구를 통해 최적화된 파라미터를 도출할 수 있다면 동물 실험으로 인한 어려움을 줄일 수 있다. 또한, 세포 수준의 연구가 가능한 환경의 구축은 초음파 뇌세포 반응에 대한 기전연구를 가능하게 하여, 신뢰성 있는 초음파 뇌 자극이 가능할 수 있도록 도와준다.

3.2. 세포 자극 연구를 위한 초음파 시스템의 구성

그림 5는 초음파 세포 자극 연구를 위한 시스템의 구성들이다. 그림

5(a)는 전통적인 세포 자극 실험 환경으로, 세포 배양 챔버 아래 단일 집속 초음파 변환자를 위치시키고, 초음파로 세포를 자극하면서 챔버 위에서 형광 현미경으로 세포의 반응을 관찰하는 구조이다(Schutt et al., 2015). 간단한 구조를 통해 손쉽게 세포의 초음파 반응을 연구할 수 있지만, 외부 초음파 자극이 배양 챔버의 벽을 통과하는 동안 발생하는 반사파로 인해 자극의 패턴이 왜곡되므로 자극을 의도한 대로 전달하는 데 어려움이 있다. 또한 Bessel 또는 Gaussian 초음파 빔의 형태로 인해 초음파 자극이 배양된 세포 각각에 고르게 전달되었다고 볼 수 없으므로 각각의 세포로부터의 초음파 반응을 통계적으로 분석하기에 제한이 있다. 이를 보완하기 위해 그림 5(b)에서는 piezoelectric micromachined ultrasonic transducers(pMUT) 기술을 이용하여 평판형 초음파 변환자를 제작하고, 배양된 세포를 초음파 변환자 표면과 가까이 마주 보도록 위치시켜 세포의 반응을 관찰하였다. 초음파 변환자 표면과 매우 가까운 위치에서 세포를 자극하므로 균일한 초음파 자극을 다량의 세포에 전달할 수 있다는 장점이 있어 성공적으로 초저강도 초음파 자극에 대한 뇌세포의 반응을 획득하였고, 별세포를 통한 뉴런의 활성화 기전을 밝혀냈다(Lee et al., 2019). 하지만, 초음파 변환자와 세포 배양기가 마주 보고 있는 구조는 두 구조물 사이 초음파 신호의 반사파를 생성시켜 정상파를 만들게 되고, 이에 따라 초음파 자극에 왜곡이 발생하게 되므로 최적 자극 조건의 정량적인 측정이 어려워진다는 한계를 지닌다. 그림 5(c)는 음향 임피던스가 낮고 얇은 두께의 마일라 필름(Mylar film) 위에 뉴런을 배양하고, 외부 초음파 변환자를 사용하여 초음파 자극을 가하는 구조이다(Yoo et al., 2022). 마일라 필름은 얇고 낮은 음향 임피던스를 가지고 있으므로 저주파 초음파 자극은 왜곡 없이 필름을 지

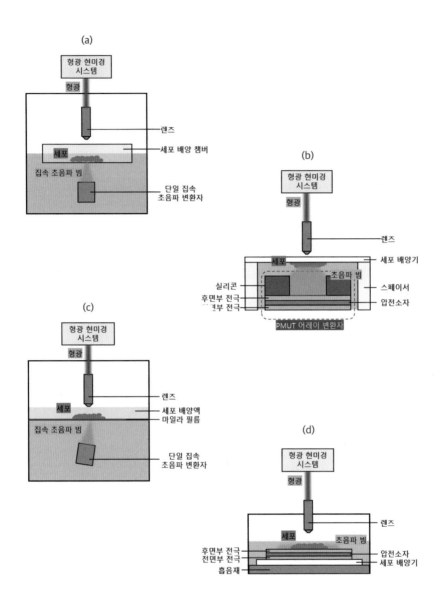

그림 5. 초음파를 이용한 세포 자극 시스템들의 모식도

나가게 되고, 이를 통해 반사 음향으로 인한 왜곡 현상을 최소화할 수 있다. 이러한 구조를 통해 뉴런의 반응 기전을 밝혀냈지만, 초음파 자극 시 자극의 비균일성과 마일라 필름의 기계적인 움직임에 의한 세포의 반응 가능성을 내포하고 있어 정밀한 초음파 자극 조건을 찾는 데 한계가 있다. 최근, 이를 극복하고자 세포 배양기 표면에 폴리머 압전소자로 구성된 초음파 변환자를 증착함으로써 뇌세포를 초음파 변환자 위에 직접 배양할 수 있게 되었고, 초음파 자극이 뇌세포에 곧바로 전달됨으로써 최소한의 왜곡으로 초음파 자극을 배양된 뇌세포에 균일하게 가할 수 있게 되었다(그림 5d). 다만, 폴리머 압전소자인 PVDF−TrFE는 증착된 후 압전성을 띠게 하기 위해 고전압을 압전소자 양단에 가해주는 데에 한계가 있어 압전소자의 두께를 두껍게 하여 동작주파수를 낮추는 데 한계가 있다. 동작주파수를 현재 6MHz에서 1MHz 이하로 낮출 수 있다면 in vitro 결과를 in vivo 연구로 이어지게 할 수 있을 것이다.

4. 소동물 경두개 치료를 위한 초음파 기술

4.1. 소동물 초음파 자극을 위한 초음파 자극 시스템

초음파 뇌 자극을 할 때 자극의 주파수가 낮을수록 두개골의 투과도가 높아지고 빔의 왜곡이 줄어드므로, 경두개 집속 초음파에서 사용되는 주파수는 의료 초음파에서 사용되는 주파수 범위보다 낮은 1MHz 내외를 사용한다. 하지만, 초음파 빔의 크기는 주파수에 반비례하므로, 자극에 사용되는 동작 주파수가 낮아지게 되면 초음파 빔의 크기도 커지게 된다. 초음파 빔의 종 방향의 크기는 그림 2(b)에서 보이는 바와 같이 depth of focus(DOF)로 정량화할 수 있는데, −3dB까지 음압이 떨어지는 초음파 빔의 크기는 아래 식(DOF-3dB)과 같이 정의된다.

$$DOF_{-3dB} = (f수)^2 \times (파장)$$
$$f수 = (집속\ 깊이)\ /\ (변환자\ 직경(D))$$

파장 = (초음파 전파속도) × (동작주파수)

따라서 낮은 동작주파수를 보상하여 DOF$_{-3dB}$를 줄이기 위해서는 f수를 줄이는 방법으로 접근할 수 있다. 예를 들어, 500kHz 동작 주파수를 연조직에 사용할 때 연조직의 초음파 전파속도는 1500m/s이므로 파장은 3mm이다. 이때, 2의 f수를 사용하면 12mm의 DOF$_{-3dB}$를 가지게 되어 초음파 빔의 크기가 소동물의 뇌보다 커지게 되지만, 0.75의 f수를 사용하면 1.68mm의 작은 DOF$_{-3dB}$를 획득할 수 있다. 따라서 소동물의 뇌 자극 또는 치료를 위해서는 f수 1이하를 사용하는 것이 작은 뇌 크기에 국소적 자극을 전달하기에 적합하다. 또한, 소동물 뇌를 자극하는 데 있어, 초음파 변환자의 직경(D)이 작을수록 크기가 작은 뇌를 대상으로 실험하기에 유용하다. 하지만, 초음파 변환자는 유전체 양단에 전극을 증착한 구조를 가지고 있어 축전기의 특성을 지니는데, 이로 인해 변환자의 직경이 작을수록 전기 임피던스가 증가하게 된다. 따라서 일반적인 증폭기의 전기임피던스인 50옴과 유사한 임피던스를 작은 직경을 가지는 변환자에서 획득하려면, 줄어든 정전용량을 보상하기 위해 유전상수가 상대적으로 높은 압전소자를 선택해야 한다. 표1는 압전소자 판매처인 Del Piezo사의 대표적인 압전소자의 파라미터를 보여주고 있으며, 유사한 d33값을 가지는 DL-46과 DL-50HD 중 소동물 자극을 위해서는 유전상수가 높은 DL-50HD 물질을 선택하는 것이 추천된다.

5. 임상용 경두개 치료를 위한 초음파 기술

5.1. 임상용 경두개 치료를 위한 초음파 자극 시스템

소동물의 두개골 두께는 1mm 미만이지만 인간의 두개골의 두께는 3-10mm 사이이므로, 임상용으로는 250-500kHz의 주파수 대역을 사용하고 있는 InSightec사의 ExAblate 등의 장비처럼 1MHz 이하의 낮은 동작 주파수를 사용해야 한다(Rezai et al., 2020). 뇌를 자극할 때는 뇌 속 병변의 위치에 초음파 빔을 집속시켜야 하는데, 이를 위해 실시간 자기공명영상의 가이드 하에 초음파 빔의 집속 위치를 보여주면서 자극을 수행하는 방법이나, 뉴로네비게이터(기 촬영해 둔 자기공명 뇌영상과 적외선 카메라로 실시간 촬영하는 영상을 정합하여 뇌 내 초음파 집속 위치를 설정하는 방법) 와 유사한 방법을 사용하는 접근이 있다(Elias et al., 2013). 실시간 자기공명영상 가이드를 이용하기 위해서는 초음파 변환자가 자기공명영상과 호환 가능해야 하며, 이를 위해 전극과 하우징, 부품들 모두 자기공명영상 기기와 호환 가능한 소재로 제작되어야 한다.

　뇌기능 변조를 위해 여러 뇌 부위를 자극하거나 뇌 암 치료를 위해
뇌 내 다수의 지역에 약물을 전달해야 하는 경우, 초음파 자극은 비침
습적으로 여러 뇌 부위에 전달될 수 있는 장점을 갖지만, 단일 집속 초
음파 변환자를 사용하여 집속 위치를 변경할 경우 기계적으로 위치를
변경해야 하므로 치료 시간이 오래 걸리고, 특히 마이크로버블을 주입
하여 혈뇌장벽을 개방하는 과정에서 이러한 변경 시간의 소요는 버블
의 잔류기간에 영향을 미치므로 혈뇌장벽의 개방 효율에 많은 영향을
미친다. 따라서 신속한 임상용 경두개 치료를 위해서는 전자적으로 초
음파의 뇌 내 집속 위치를 바꿀 수 있는 어레이 초음파 변환자의 개발
이 필수적이다. 뿐만 아니라, 어레이 초음파 변환자를 사용할 때 두개
골의 두께 정보를 Computed Tomography(CT) 영상으로부터 받을 경우
두개골에 의한 초음파 집속의 왜곡 현상을 보상할 수 있으므로 초음파
집속의 질을 향상시킬 수 있다는 이점을 지닌다(Clement et al., 2002).

5.2. 임상용 경두개 치료기의 한계점과 미래

　현재 상용화 되어 있는 임상용 경두개 뇌 자극 어레이 초음파 시스템
은 자기공명영상장치와 결합되어 있으므로, 뇌 자극을 위해서는 병원
을 방문해야만 가능하다. 하지만, 초음파 뇌 자극을 통한 뇌 신경 변조
의 효과는 지속성이 수 시간 정도인 것으로 알려져 있으므로 정확한 치
료를 위해서는 가이드 기능이 있는 휴대용 초음파 뇌 자극기 또는 몸에
부착할 수 있는 웨어러블 기기의 개발이 필요하다.

　또한, 초음파 뇌 자극의 확장성과 신뢰성의 증대를 위해서는 뇌기능

조절 시 억제와 증강 기능을 조절할 수 있는 명확한 메커니즘이 밝혀져야 한다. 최근 연구들에 따르면, 초음파로 자극할 경우 뉴런의 Piezo 채널 또는 TRP 채널이 관여하여 뉴런의 반응을 직접적으로 유도할 수 있다고 알려졌으며, 다른 연구에서는 뉴런에 인접해 있는 별세포를 초저강도 초음파로 자극하면 뇌신경전달물질인 글루타메이트를 분비하고, NMDA receptor를 활성화하여 뉴런의 활동을 일으킨다고 보고되었다. 또한 긴 자극을 주게 되면 뇌세포의 흥분성 효과가 아닌 억제성 효과를 선별적으로 유도할 수 있다는 연구내용이 있어, 뇌세포의 초음파 자극 반응에 대한 기전연구가 좀 더 깊이 이루어진다면 초음파 자극을 통한 신뢰성 있는 신경조절이 가능할 것으로 기대된다.

6. 결론

    본 단원에서는 초음파 자극 시스템의 기본 구성요소와 정밀 경두개 초음파 자극을 위한 세포 실험부터 전임상, 임상까지 적용되는 초음파 시스템의 현황과 미래 기술에 대해 다루어 보았다. 각각의 자극 대상에 맞는 시스템이 최적화되고, 서로 간의 결과를 중개할 수 있도록 실험 설계가 이루어져 초음파 뇌 자극을 통한 뇌기능 변조 및 혈뇌장벽 개방이 실제 임상에서 사용될 수 있기를 기대한다.

신경보철을 통한 뇌 손상 후의 운동학습

/

박한규, PhD,
성균관대학교 지능형정밀헬스케어융합전공

한 문장 요약

신경보철은 전기신호를 기반으로 신경계와의 정보 송수신을 가능하게 해 주는 장비를 일컫는 단어이다. 신경계와 효율적으로 통신하는 방법과 함께 신경보철을 초소형으로 구현하는 기술을 개발한다면 신경계에 바람직한 변화를 일으키게 할 수 있고 운동재활이나 인간증강 등의 분야에 새바람을 불러일으킬 수 있을 것이다.

신경계의 신호를 해석하여 전자기계시스템을 신경계와 연결하기 위한 연구들은 신경보철(neuroprosthesis)이라는 이름으로 지난 30여 년간 꾸준히 진행되어 왔다. 특히 지난 10여 년간 감각의 변화를 이용하여 신경계와 소통하는 감각신경보철(sensory neuroprosthesis) 분야에서 괄목할 만한 성장을 이루었다. 신경계와의 소통은 분명 매력적인 일이고 신경계의 신호를 읽어낼 뿐 아니라 신경계에 정보를 전달할 수 있다면 신경계의 동작에 직접적인 영향을 미칠 수 있게 된다. 실제로 감각신경보철은 팔다리가 절단된 사람들에게 의수나 의족에서 오는 감각을 부여함으로써 몸에 부착된 인공기기들을 원래 자기 몸처럼 느끼고 정교한 조작을 가능케 해 주는 효과를 가져왔다. 하지만 신경보철의 연구는 지금까지 밝혀진 것보다 훨씬 더 큰 잠재력을 갖고 있으며 아직까지의 연구는 걸음마단계라고 해도 과언이 아니다. 신경보철은 신경계와의 통신을 통해 신경계의 의도를 읽을 수 있을 뿐 아니라 신경계에 특정 입력을 적절한 타이밍에 인가함으로써 신경계를 재프로그램하고 운동학습을 촉진할 수 있기 때문이다. 특히 신경계의 신호에 따라 폐회로 피드백 시스템의 형태로 신경계에 입력을 인가하는 방법은 운동출력을 원하는 방향으로 바꾸는 데에 효과적인 결과들을 보여주었다. 본 챕터에서는 현재까지의 신경보철 연구를 소개하고 신경보철을 이용한 운동학습에 관련한 연구결과들 및 최근의 연구동향을 소개하고자 한다.

1. 서론

1.1. 뇌 손상 후의 운동학습의 한계

신경계는 가소성(Neural plasticity)을 가지며 몸의 내외부에서 일어나는 변화들에 대해서 능동적으로 반응한다. 이러한 신경계의 적응과정은 그 변화의 지속정도에 따라 적응(Adaptation)과 학습(Learning)으로 나뉘어 진다. 주변환경의 노이즈에 따른 감각기관의 민감도 변화와 같은 일시적인 변화를 적응이라고 부르고 신경계 손상에 따른 감각기관별 일감 재분배와 같은 영구적인 변화를 학습이라고 부른다. 신경계가 가장 많이 또 높은 해상도로 밀집되어 있는 뇌 또한 이러한 능동적인 반응기재를 탑재하고 있으며 이를 뇌 가소성(Brain plasticity)이라고 부른다.

허혈성/출혈성 뇌졸중, 외상성/저산소성 뇌손상 등 여러 가지 이유로 인해 뇌 손상이 일어나게 되면 감각이나 운동기능, 혹은 감각/운동 기능을 연계시키는 기능을 잃어버림으로 인해 우리 몸은 이전처럼 동작하지 못하게 되며 이는 생존에 직접적인 영향을 미칠 수 있다. 우리 몸의 동작을 이전 상태로 회복시키고 생존확률을 높이기 위해서 뇌는 능동적으로 반응하게 되는데 이것을 운동재활 혹은 뇌 손상 후의 운동 학습이라고 부른다.

하지만 대부분의 경우 우리 뇌는 이러한 뇌 손상 후 운동학습을 위해서 적극적으로 대처하지 않고 매우 보수적으로 반응하는 모습을 보여준다(그림 1 참조). 이는 뇌 손상을 겪은 환자들에게는 매우 실망스러운 일이며 이를 지켜보는 주변사람들에게도 힘이 빠지는 일이 아닐 수 없다. 뇌라는 기관이 생존을 가장 중요한 목표로 삼고 있으며 신체 일부분의 기능이 사라졌다고 해서 생존에 직접적인 영향을 미치지 않기에 어찌 보면 이는 당연한 일일지도 모른다. 또한 뇌는 환상이나 착각으로 인한 오동작 역시 경계해야 하기에 상황을 인지하는데 생각보다 많

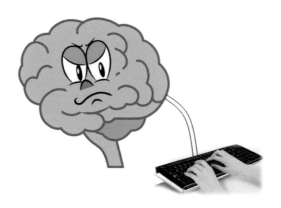

그림 1. 뇌는 자신의 신경회로를 바꾸는데있어 매우 보수적인 기관이며 외부 입력에 따라 쉽게 반응하지 않는다.

은 시간이 필요한 것일지도 모른다. 하지만 예전의 일상으로 돌아가고 싶은 환자들에게 이러한 뇌 손상 후 운동학습에 있어서의 뇌의 비협조적인 입장은 꼭 극복해야만 하는 숙제이다.

1.2. 왜 뇌 손상 후 운동학습을 위해 신경보철이 필요한가?

뇌의 운동학습을 촉진시키기 위해서는 먼저 뇌의 운동학습이 어떻게 이루어지는지에 대해서 이해해야 할 필요가 있다. 운동 즉 신체의 움직임은 감각기관과 운동기관의 협업 과정이며 뇌는 이러한 협업을 중재해주는 기관이라고 할 수 있다. 다시 말해서 감각기관은 뇌에게 입력을 제공하며 뇌는 특정한 신호처리과정을 거쳐서 운동기관에 출력을 전달한다. 뇌의 운동학습이란 이러한 입출력(감각/운동신호) 사이의 신호처리절차를 변화시키는 과정이라고 할 수 있다. 쉬운 예를 들면 누군가가 스키를 처음 배운다고 할 때 그 사람의 뇌는 스키를 신고 있는 발과 다리로부터 전달되는 촉각 및 고유감각, 슬로프를 응시하는 시각, 전정기관으로부터 전달되는 평형감각, 그리고 주변에서 들리는 청각 등의 감각신호들을 복합적으로 처리해서 몸의 각 부분(특히 다리와 허리 쪽의 근육들)에 몸의 균형을 잘 유지하면서 스키가 잘 나아가도록 하는 운동신호들을 전달할 것이다.

만약 이러한 운동학습이 잘 이루어지지 않아서(스키 실력이 도저히 늘지 않아서) 운동학습을 촉진시키고자 한다면, 강습시에 흔히 강사들이 자세를 잡아주듯이 외부의 도움을 통해 목표로 하는 운동출력을 만들어냄으로써 뇌에게 해답(제대로 된 자세)을 반복적으로 전달해주는 방법이 있다. 하지만 이러한 방법은 우리의 감각기관이 정보를 제대로 전달하고 뇌가 정보를 제대로 인식한다는 가정 하에만 의미가 있으며 만약 우리의 감각기관이 뇌에 문제가 있다면 효과가 급감하게 된다. 뇌 손상 시, 즉 뇌가 문제가 생겼을 때의 효율적인 운동학습을 위해서는 뇌에게 전달되는 입력, 즉 감각신호를 적절한 방식으로 조절해 주어야 할 것이다. 물론 Rubber hand illusion 실험에서 보였듯이 한 가지 감각만 조절해서는 이러한 효과를 얻기가 힘들며 두 가지 이상의 감각을 같은 신호를 보내도록 조절해야만 효과를 거둘 수 있을 것이다. 또한, 감각 정보의 조절은 신경계 내/외부세계와의 상호작용에 맞추어 실시간으로 이루어져야 한다. 신경보철은 이러한 운동학습을 위한 신경계의 운동출력 및 감각입력의 조절을 하는 역할을 하는 기기들을 통칭하는 단어로써, 주로 신경계와의 상호작용을 담당하는 전자기기를 뜻한다. 즉, 신경보철을 이용하여 운동학습에 필요한 신경계의 입/출력을 조절하는 역할을 수행할 수 있다.

다음 챕터로 넘어가기에 앞서 신경보철이라는 단어의 뜻에 대해 한 번 짚고 넘어가고자 한다. 일반적으로 사람들은 "보철"이라고 하면 이빨에 착용하는 교정기기라든지 팔/다리가 절단된 사람들이 사용하는 의수/의족을 떠올리는 경우가 많은데, 사실 보철(prosthesis)이라는 것은 신체의 기능을 대체하거나 보완해주는 인공적인 기기들을 통칭하는 단어로써 신경보철이라는 단어 또한 신경계의 기능을 대체하거나 보완해주는 인공적인 기기들을 통칭하는 것으로 이해되어야 한다.

2. 운동학습을 위한 신경보철 연구의 흐름

2.1. 신경계의 의도를 읽는 운동신경보철

　신경계의 운동신호를 읽어들여 외부의 전자기기에 전달하는 인터페이스를 포함하는 다양한 종류의 시스템을 통칭하여 운동신경보철이라 부른다. 운동신호를 뇌나 척수등의 중추신경계에서 직접 읽어들이는 방법도 있으며, 말초신경계의 운동뉴런 혹은 근육으로부터 읽어들이는 는 방법 또한 실용적인 측면으로 인해 많이 사용되고 있다. 특히 근육으로부터 읽어들이는 방법은 비침습적인 시스템 구현이 가능한 데다가 근육은 인체내부의 자연적인 증폭기이므로 근육신호를 읽어들이는 게 시스템 관점에서는 매우 효율적이나, 운동명령이 내려진 후의 딜레이를 고려하면 속도 및 정확도를 요하는 작업들에는 적합치 못하다.

　본 챕터에서는 이 중 말초신경계 기반으로 동작하는 운동신경보철에 대해 좀더 자세히 알아보고자 한다. 말초신경계 기반 운동신경보철으

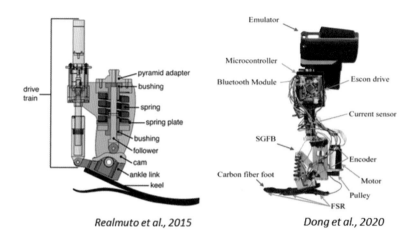

Realmuto et al., 2015   Dong et al., 2020

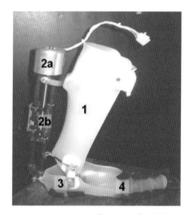

Blaya et al., 2004

그림 2. 신경계의 의도를 읽어서 운동기관에 출력을 전달하는 운동신경보철의 예들. 그림은 해당
논문들을 참조하였음(modified from Realmuto et al., Dong et al., Blaya et al.,
2004).

로는 대표적으로 상지와 하지의 동작을 대체하거나 도와주는 의수/의족 및 외골격이 있다. 그림 2에서 말초신경계에서 신호를 읽어와서 관절대체 모터를 활성화시키는 운동신경보철의 예로 능동형 의족(그림 2a와 2b)과 능동형 외골격(그림 2c)을 보여주고 있다.

2.2. 신경계에 정보를 전달하는 감각신경보철

외부의 센서를 이용하여 감각정보를 읽어들인 후 신경계의 감각신호로써 전달(즉, 감각신호를 조절)하는 인터페이스를 포함하는 다양한 종류의 시스템을 통칭하여 감각신경보철이라고 부른다. 감각신호를 뇌나 척수 등의 중추신경계로 직접 전달하는 방법도 있으며, 말초신경계의 감각수용기 혹은 감각뉴런으로 전달하는 방법 또한 실용적인 측면으로 인해 많이 사용되고 있다. 특히 감각수용기로 전달하는 방법은 비침습적인 시스템 구현이 가능하여 시스템 관점에서 매우 효율적이다. 하지만 시간/공간 해상도의 한계로 인해 신경계로 직접 전달하는 방법에 비해 그 정확도가 떨어지는 단점이 있다.

본 챕터에서는 이 중 말초신경계 기반으로 동작하는 감각신경보철에 대해 좀더 자세히 알아보고자 한다. 말초신경계 기반 감각신경보철로는 주로 상지의 동작을 대체하는 의수와 관련해서 많이 연구되었다. 이는 손의 감각이 발의 감각보다 훨씬 더 중요한 역할을 하기 때문으로 사료된다. 상지쪽의 감각신경보철의 대표적인 예로 Case Western 대학의 Dustin Tyler 교수가 2014년 출판한 논문이 있으며 손가락 끝의 감각을 전달하여 손가락의 미세조절이 가능함을 보여주었다. 하지 쪽의 감각신경보철은 아직까지는 주로 동물을 대상으로 연구되었다. 한 예로 저자(박한규 교수)가 2021년에 출판한 논문이 있으며 발바닥의 감각을 전달하여 고양이의 의족을 이용한 보행이 더 자연스러워짐을 보여주었다(그림 3 참조).

감각신경보철의 연구는 운동신경보철에 비해 최근에 이루어졌으며(주로 2010 이후에 활발히 연구되고 있다), 따라서 감각신경보철 단독으로 구현되기보다는 운동신경보철과 함께 양방향 신경보철로써 구현된 경우가 많다. 양방향 신경보철에 관해서는 다음 챕터에서 다루기로 하겠다.

2.3. 신경계와의 양방향 통신을 가능케하는 양방향 신경보철

신경계의 운동신호를 읽어들이는 기능(신경계에서 신경보철로의 통신)과 신경계의 감각신호를 조절하는 기능(신경보철에서 신경계로의 통신)을 합친 신경계와의 양방향 통신을 가능케 하는 인터페이스 및 그것을 포함하는 다양한 종류의 시스템을 통칭하여 양방향 신경보철이라고 부른다. 양방향 신경보철이 중요한 이유는 단지 운동신경보철과 감각신경보철의 두 가지 기능을 수행할 수 있어서뿐 아니라 각각의 기능을 필요에 맞춰서 개별적으로 혹은 동시에 활성화시킴으로써 각각의 기능을 극대화할 수 있어서이기도 하다.

양방향 신경보철의 예로 저자(박한규 교수)의 박사과정 시절 고양이용으로 제작되고 테스트되었던 Transtibial bi-directional neuroprosthesis에 관한 연구가 있다.

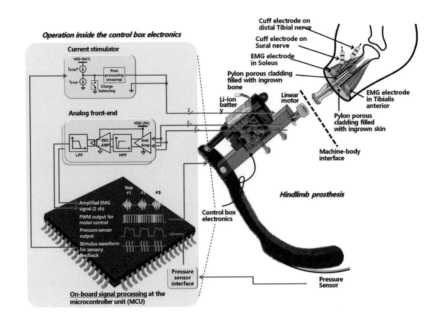

Operation inside the control box electronics

Current stimulator

Analog front-end

On-board signal processing at the microcontroller unit (MCU)

Cuff electrode on distal Tibial nerve
Cuff electrode on Sural nerve
EMG electrode in Soleus
Pylon porous cladding filled with ingrown bone
Li-ion battery
Linear motor
EMG electrode in Tibialis anterior
Pylon porous cladding filled with ingrown skin
Machine-body interface
Hindlimb prosthesis
Control box electronics
Pressure sensor interface
Pressure Sensor

Amplified EMG signal (2 ch)
PWM output for motor control
Pressure sensor output
Stimulus waveform for sensory feedback

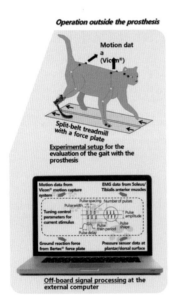

Operation outside the prosthesis

Motion data (Vicon®)

Split-belt treadmill with a force plate
Experimental setup for the evaluation of the gait with the prosthesis

Off-board signal processing at the external computer

그림 3. 무릎 아래쪽 다리(정강이 뼈)절단 이후 남은 근육으로부터의 신호를 읽어서 발목관절을 대체하는 모터를 활성화시키고(운동신경보철), 의족의 발바닥 부분의 압력센서로부터 읽어들인 값으로부터 발바닥 촉각을 전달하는 신경을 활성화시키는(감각신경보철)신경계와의 양방향 통신을 가능케 하는 양방향 신경보철의 예시. 그림 3은 박한규 교수의 박사학위논문 (Park et al.,2017)을 참조하였음.

2.4. 폐회로 기반의 신경보철

신경계와의 양방향 통신만큼 중요한 것이 바로 폐회로 동작이다. 신경보철이 신경계에 변화를 야기함에 있어 신경계의 본래의 동작과 시간적인 동기성을 이루는 것은 매우 중요한 문제이다. 만약 신경보철이 정확하지 않은 타이밍에 신경계의 변화를 야기할 경우 신경계의 동작에 도움이 되는 것이 아니라 오히려 새로운 문제를 야기할 가능성이 높다. 신경보철의 폐회로 동작이란 신경계의 동작(즉, 뉴런의 활동전위 혹은 운동출력)에 맞추어 신경계의 변화를 야기하는 것을 뜻하며, 신경계의 동작에 유의미하고 바람직한 변화를 가져오기 위해서는 이러한 폐회로 동작이 매우 중요하다.

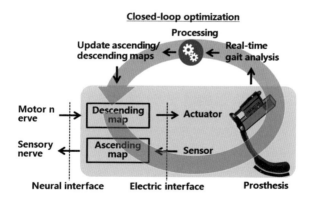

그림 4. 양방향 신경보철의 폐회로 동작 다이어그램: 의족의 센서로부터 읽어들인 값으로 감각신경을 활성화시키는 동시에 발목관절의 모터를 활성화시키는 파라미터들을 조절함으로써 실시간 폐회로 동작을 구현함. 그림 4는 박한규 교수의 박사학위논문(Park et al.,2017)을 참조하였음.

3. 신경보철을 이용한 감각조절

3.1. 고유감각수용체들의 직접 조절을 통한 고유감각조절

고유감각을 조절하기 위해서는 고유감각 수용체들의 활성화도를 직접적으로 조절하는 방법이 아마도 가장 직관적이면서 확실한 방법일 것이다. 근방추(muscle spindle)나 골지힘줄기관(Golgi tendon organ)과 같은 고유감각 수용체들의 활성화도를 조절하는 방법으로 가장 많이 사용되는 방법은 근힘줄이음부(myotendinous junction)에 기계적 진동을 가하는 것이다. 동작 원리는 기계적 진동이 근방추나 골지힘줄기관에서 연결되는 뉴런의 활동전위를 만들어내어 고유감각을 변형시키는 것이다. 이는 비침습적일 뿐 아니라 그 효과 또한 상당히 많은 실험들을 통해 검증되어서 실용적인 방법으로써 많이 사용되고 있다. 하지만 이는 진동자와 피부와의 접촉면의 불안정성에서 오는 의도치 않은 변수들에 따라 안정성 있는 동작을 기대하기는 힘들며, 주로 고유감각의 변화에 따른 신경계의 동작을 관찰하기 위한 실험적인 도구로써 많이 사용된다. 고유감각을 좀더 안정적으로 조절하기 위해서는 전기적인 방법이 더 많이 사용되는데 가장 확실한 방법은 근방추나 골지힘줄기관에서 연결되는 뉴런을 전기적으로 자극하여 활동전위를 만들어내는 것이다. 하지만 이 방법은 침습적인 수술을 동반하므로 그 활용도에 심각한 한

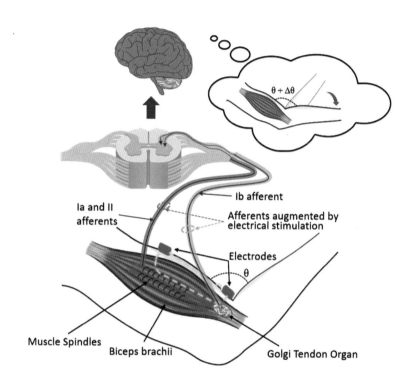

그림 5. 피부전기자극을 이용하여 근방추(muscle spindle)와 골지힘줄기관(Golgi tendon organ)과 같은 고유감각 수용체들의 활성화도를 높이는 방식을 통한 고유감각조절법의 도식도. 이두박근이 더 늘어난 것으로 느껴지므로 실제보다 팔꿈치 관절이 더 펼쳐진 것으로 인식하게 되는 결과를 가져옴. 그림 5는 해당논문(Rangwani et al., 2021)을 참조하였음.

계가 있다. 최근에 피부를 통한 전기자극을 통해서 활동전위를 만들어 내려는 시도가 있었으며 synergistic muscle들을 동시에 자극할 경우 상당한 효과를 나타냈다. 저자(박한규 교수)가 2021년에 JNER에 출판한 논문에 이 내용이 자세히 기술되어 있다.

3.2. 전기적 촉각정보를 통한 고유감각조절

고유감각 수용체들의 활성화도를 직접적으로 조절하지 않고도 고유감각을 조절할 수 있는 방법 또한 존재한다. 고유감각이라는 것이 우리 몸이 어디에 위치해 있고 어떻게 움직이는지 아는 감각으로서 근방추(muscle spindle)나 골지힘줄기관(Golgi tendon organ)과 같은 고유감각 수용체들의 정보에만 의존하는 것이 아니라 피부의 인장정도(stretchiness)에도 상당한 영향을 받는다는 사실로부터 쉽게 유추해 볼 수 있다. 즉, 피부로부터의 촉각도 고유감각을 형성하는 데 중요한 역할을 하고 있다는 것이다. 이러한 사실을 바탕으로 하여 촉각채널에 고유감각정보를 전달하여 고유감각을 조절하는 방법이 최근에 활발히 연구되고 있다.

전기적 촉각정보를 통한 고유감각조절 기능을 갖는 감각신경보철의 예로 저자(박한규 교수)가 2022년에 출판한 Electro-prosthetic proprioception(EPP)를 이용한 손가락 및 팔꿈치 관절의 고유감각을 조절하는 방법에 대한 연구가 있다.

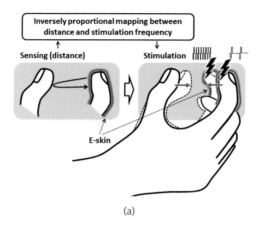

(a)

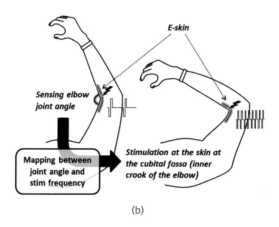

(b)

그림 6. 전기적 촉각정보를 이용한 고유감각 조절의 도식도:(a) 손가락 사이의 거리 정보를 전기적 촉각의 주파수로 전달함으로써 손가락의 위치감각을 조절하는 예시,(b) 팔꿈치 관절의 각 도정보를 전기적 촉각의 주파수로 전달함으로써 팔뚝의 위치감각을 조절하는 예시. 그림 6 는 해당 논문들(Manoharan et al., 2023, Oh et al., 2023)을 참조하였음.

4. 폐회로 감각신경보철을 통한 신경계의 동작개선

4.1. 폐회로 감각신경보철을 통한 몸의 균형개선

3.1과 3.2에서 다루었듯이 감각신경보철을 이용하면 고유감각을 원하는 방향으로 조절할 수 있으며, 폐회로 동작을 이용하여 실시간으로 정확한 타이밍에 맞춰 활성화시키는 것 또한 가능하다. 이러한 고유감각을 조절하는 폐회로 감각신경보철을 이용하여 신경계의 동작개선, 특히 운동출력의 개선을 이루어 낼 수 있다. 이중에서도 운동재활과 관련하여 수요가 많은 몸의 균형개선에 대해서 알아보겠다.

이미 고유감각이 운동재활이나 운동학습에 결정적인 요소라는 것은 많은 연구결과들에 의해 뒷받침되고 있다. 하지만 고유감각을 어떻게 개선 혹은 조절하는지에 대한 방법론은 아직까지 제대로 정립되지 않은 것이 사실이다. 같은 맥락에서 몸의 균형개선을 위한 고유감각의 조절 역시 아직까지는 걸음마단계라고 할 수 있겠다. 저자(박한규 교수)가

2019년 IEEE NER proceeding과 2020년에 IEEE TNSRE에 출판한 논문들에 폐회로 감각신경보철을 이용하여 몸의 균형을 개선하는 방법론 및 실험결과가 자세히 설명되어 있다. 그림 7에서 볼 수 있듯이 발바닥 혹은 손바닥에 몸의 균형이 어디로 편향되었는지에 관한 정보를 주어서 몸의 균형이 개선되었다. 실제 피험자들은 밸런스 보드(좌우로 흔들리는 균형감각을 학습하는 용도로 쓰이는 보드) 위에 올라서서 최대한 긴 시간 동안 버티는 실험을 하였으며, 발바닥/손바닥 모두 균형의 개선을 가져왔다. 단, 발바닥의 경우 인지과제(cognitive task; 여기서는 counting-back task)를 주었을 때 그 효과가 더 좋았으며 손바닥의 경우 인지과제를 주었을 때 그 효과가 감소하였다. 이는 발바닥에 주어지는 고유감각 관련 정보의 경우에 더 직관적으로 받아들여졌음을 보여주는 결과라고 할 수 있겠다.

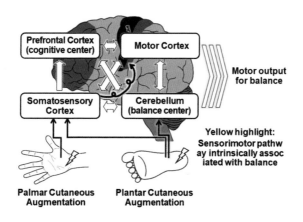

그림 7. 폐회로 감각신경보철을 이용한 몸의 균형개선의 예시: 밸런스 보드 위에서의 균형 시 폐회로 감각신경보철을 이용하여 발바닥 혹은 손바닥에 몸의 균형정보를 실시간으로 전달함으로써 몸의 균형을 위한 운동출력이 개선됨. 그림 7는 해당 논문(Azbell et al., 2020)을 참조하였음.

4.2. 폐회로 감각신경보철을 통한 걸음걸이 개선

몸의 균형개선뿐 아니라 몸을 다른 곳으로 이동하는 능력인 보행(걸음걸이) 또한 운동재활에 있어서 가장 기본적인 요소 중의 하나이다. 휠체어 등 보조기기들의 발전과 제반시설 확충으로 인해 보행능력 없이도 독립적인 생활을 영위하는 것이 가능해졌지만, 접근성이 심각하게 떨어지는데다 사회적 활동에도 많은 제약이 따르는 바 여전히 보행능력은 삶의 질을 결정짓는 매우 중요한 요소이다. 최근 10여 년간 척수손상장애 후의 보행능력 회복을 위한 척수자극(epidural stimulation or transcutaneous spinal stimulation)에 관련한 유망한 실험결과들이 속속 발표되면서 뇌 혹은 척수 손상 후의 보행능력 회복은 더 이상 먼 미래의 일이 아니게 되었다. 하지만 아직까지 발목관절의 조절능력 회복에 있어서는 그 발전

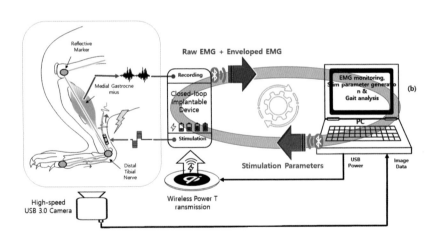

그림 8. 폐회로 감각신경보철을 이용한 걸음걸이 개선의 예시: 보행 시 폐회로 감각신경보철을 이용하여 정확한 타이밍에 발바닥의 촉각을 증강시킴으로써 발목관절의 동작범위를 증가시킴. 그림 8은 해당 논문(Shon et al., 2018)을 참조하였음.

속도가 매우 더딘 것이 사실이다. 이는 공간적 해상도의 한계로 인해 척수자극만으로는 발목관절의 조절이 힘들다는 것이 주요한 이유이다.

따라서 발목관절의 조절능력 회복을 위해서는 말초에서 기능하는 폐회로 감각신경보철이 중요한 역할을 할 수 있을 것이라고 생각할 수 있다. 실제로 저자(박한규 교수)가 2021년에 IEEE TBME와 IEEE TBIOCAS에 출판한 논문들에 폐회로 감각신경보철을 이용하여 발목관절의 동작을 조절할 수 있다는 실험결과를 발표하였다. 그림 8에서 볼 수 있듯이 발바닥이 땅에 닿았을 때에 맞춰서 발바닥의 촉각을 증강시킴으로써 발목관절의 동작범위를 늘릴 수 있었다. 이는 제한된 발목관절 움직임으로 인해 실제 걸음걸이 회복이 더딘 척수손상 환자들에게 희소식이 될 수 있겠다. 실제 척수손상 동물모델에 같은 폐회로 감각신경보철을 적용한 실험 역시 매우 유망한 결과를 보였으며 박한규 교수팀이 이 결과도 곧 학술논문에 발표할 예정이다.

5. 결론: 폐회로 감각신경보철을 이용한 효과적인 운동재활

보철(prosthesis)이란 신체의 기능을 대체하거나 보완해주는 인공적인 기기들을 통칭하는 단어이며 신경보철(neuroprosthesis)이란 신경계의 기능을 대체하거나 보완해주는 인공적인 기기들을 통칭하는 단어이다. 폐회로 감각신경보철(close-loop sensory neuroprosthesis)을 이용하면 운동출력에 따라 실시간으로 감각을 조절함으로써 운동학습에 필요한 신경계의 입/출력을 조절하는 역할을 수행할 수 있다. 하지만 아직까지도 운동재활에는 감각신경보철이 제대로 활용되지 않고 있는 것이 현실이며 그나마 임상에서 활용되고 있는 기능적전기자극술(functional electrical stimulation)조차도 뇌의 신호와 동기화된 폐회로로써의 동작이 아닌 단순한 개별근육의 활성화 정도로만 사용되고 있다. 물론 폐회로 감각신경보철이 실제로 운동재활의 임상에 적용되기 위해서는 많은 환자들을 대상으로 한 테스트를 비롯하여 앞으로 넘어야 할 산들이 많겠지만, 운동재활의 근본에 입각하여 고유감각을 최대한 되살리려는 시도라는 점

과 유망한 결과들이 점점 더 많이 쏟아져 나오고 있다는 점을 고려할
때 미래는 상당히 밝다고 할 수 있겠다.

생체 고분자 소재를 이용한 정밀의료기술

신미경, PhD,
성균관대학교 지능형정밀헬스케어융합전공

한 문장 요약

생체 고분자 소재를 이용한 하이드로젤, 나노입자, 표면코팅 기술에 대해 알아보고, 이를 이용한 최신 응용분야, 3D 바이오 프린팅, 체내이식형 의료기기, 조직 타깃팅용 약물전달에 대해 논의해보고자 한다.

생체 고분자 소재는 체내에 이식되거나, 주사할 수 있는 다양한 제형으로 개발되어 환자 맞춤형 정밀 의료를 구현하기 위한 진단 및 치료에 기여할 수 있다. 1980년대 조직공학의 개념이 나온 이후로 세포를 지지하고 성장을 촉진할 수 있는 스캐폴드로서 생체 고분자 가교를 통해 하이드로젤이 개발되어 왔다. 최근에는 세포를 담지하고 있는 하이드로젤을 잉크로 사용하여 3D 바이오 프린팅이 가능하며, 실제 조직과 같은 정교한 구조를 보여주는 인공조직을 인쇄하는 시대에 이르렀다. 뿐만 아니라 인체로부터 전기생리학적 신호를 기록하고, 전기자극을 주어 뇌질환을 치료하기 위한 바이오 의료 전자 기기의 개발에서 생체 고분자 소재는 중요한 역할을 하고 있다. 나노 사이즈로 디자인된 생체 고분자 기반 나노젤/입자들은 표적 하고자 하는 조직에 국소적으로 약물을 전달할 수 있게 도와주어, 약물의 부작용을 줄이고 동시에 치료 효과를 높일 수 있다. 본 총설에서는 의료용 고분자 소재 및 제형에 대한 전반적인 이해와, 이를 이용한 각종 융합기술, 3D 바이오 프린팅, 체내 이식형 바이오 의료 전자, 약물전달시스템에 대해 소개하고자 한다.

1. 서론

정밀의료는 환자의 유전정보, 의료기록, 생활습관, 기타 환경적 요인 등을 분석하여 환자 개개인에 보다 최적화된 진단 및 치료를 하는 것을 일컫는다. 정밀의료의 실현에 가장 큰 기여를 한 것은 효율적인 유전 해독, 빅데이터 분석 기술 등이지만, 이러한 정보를 실제 치료법에 적용하기 위한 방향으로 다양한 생체 소재들이 개발되어 왔다. 가령, 외부의 자극에 스스로 반응하거나, 형상 기억특성을 보유, 혹은 손상 후에도 자가치유가 되는 기계적 물성을 갖는 '스마트 생체 고분자 소재'들은 줄기세포, 유전자, 치료용 약물들과 결부되어 고효율 유전자 치료, 특정 조직을 타깃팅 하는 약물전달, 상처회복, 의료용 접착제, 체내이식형 의료전자기기, 3차원 바이오 프린팅 등 진보된 의공학적 응용을 가능하게 했다(Huang et al., 2019).

이번 챕터에서는 생체 고분자 소재의 정의, 이를 이용해 개발할 수 있는 제형기술을 이해하며, 정밀의료의 실현을 위한 최신 응용분야인

3D 바이오 프린팅, 조직 표적 약물전달, 체내 이식형 의료전자기기에 대해 알아보고자 한다.

2. 의료용 고분자 소재 및 제형

2.1. 의료용 고분자의 개념 및 생체 고분자 소재

고분자 소재는 작은 단량체 분자들의 화학반응에 의해 결합되어 있는 규칙적인 반복 단위를 갖는 거대 분자를 말한다. 의료용 고분자 소재는 의료 목적으로 사용될 수 있는 모든 고분자 소재를 통칭하는 것으로, 이러한 고분자 소재는 인체조직과 유사한 물리 화학적 특성을 구현할 수 있어 오랜 시간 동안 발전해왔다. 산업용으로 이용되던 합성 고분자 소재들 중 생체적합성, 혈액적합성을 갖는 고분자들이 의료목적으로 사용되었고, 그 밖에 생체에서 유래된 소재, 단백질, 콜라젠, 히알루론산, 키토산 등의 천연고분자 소재들이 사용되어 왔다. 이러한 인공적으로 합성된 재료가 아닌 생체에서 유래된 재료들이 '생체 고분자 소재'에 해당하며, 최근에는 인공단백질이 합성되어 사용되기도 한다(그림 1).

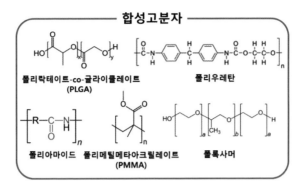

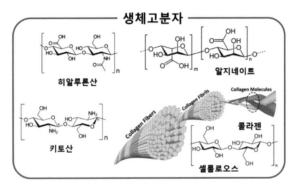

그림 1. 의료용 고분자 소재의 종류

2.1.1. 합성 고분자

의료용으로 사용될 수 있는 대표적인 합성 고분자로는 수술용 봉합사의 소재로 이용되는 생분해성 고분자인 폴리락테이트-co-글라이클레이트(Poly(lactic-co-glycolic acid; PLGA), 폴리아마이드(Polyamide)가 있으며, 안구렌즈, 골접착제로 사용되는 폴리메틸메타아크릴레이트(Polymethylmethacrylate; PMMA), 인공 코, 유방 같은 조직 보철 소재로 많이 사용되는 실리콘(Silicon) 소재 등이 있다. 또한, 우수한 탄성을 보유하고 있어 인공판막, 혈관의 소재로 널리 이용되는 폴리우레탄(Polyurethane), 온도 감응성을 갖고 있는 폴록사머(Poloxamer)도 이러한 합성 고분자 소재에 해당된다. 이러한 합성 고분자 소재들은 기계적 물성의 제어가 가능하고, 열적, 화학적으로 안정성이 우수하다. 그러나, 체내에 장시간 존재할 때 인산과 결합되어 석회화가 일어나거나, 분해된 산물에 의한 세포독성이나 혈전생성, 과도한 면역반응을 일으킬 수 있다.

2.1.2. 생체 고분자

생체 고분자 소재들은 기본적으로 생체 적합성, 세포/조직 적합성이 매우 우수하여, 조직공학용 소재로 응용되기에 유용하다. 콜라젠과 같은 단백질 소재는 조직의 형태를 유지하기 위한 세포외기질에 해당하며, 이를 이용한 제형은 세포의 성장과 증식을 촉진시킬 수 있는 장점을 갖는다. 그러나 실제 생체 추출된 콜라젠은 가공과정에서 기계적 물성을 잃어버리고, 온도민감성 때문에 원하는 제형으로 만들기에 어려움이 있다. 콜라젠의 열변성체에 해당하는 젤라틴은 화학적 개질을 통해 하이드로젤, 나노입자 등 다양한 제형을 만들기에 유용하게 사용되고 있으며, 콜라젠과 같은 세포 접착능력을 보유하고 있어, 인공조직(혈관, 피부, 뼈, 간, 근육) 등을 구성하기 위한 기본 소재로 응용할 수 있다. 마찬가지로 다당류에 해당하는 히알루론산, 셀룰로오스, 키토산, 알지네이트 등의 다양한 천연 고분자 소재들도 생체 친화성이 매우 우수하다. 이러한 천연 다당류 역시 화학적 개질을 통해 원하는 제형을 만들어, 약물전달 시스템, 인공조직, 의료기기 코팅제 등에 응용될 수 있다.

2.2. 생체 고분자 소재를 이용한 제형기술

상기 언급한 생체 고분자 소재들은 화학적으로 개질할 수 있는 다양한 작용기를 가지고 있다. 다수의 하이드록실기(-OH), 카복실기(-COOH), 아민기(-NH2) 들은 다른 작용기와의 축합 반응을 통해 고분자 사슬을 가교하여 제형을 만들 수 있다. 그 밖에도 분자량이 높은 생체 고분자 소재들은 물리적인 엉킴에 의한 네트워크, 다수의 수소결합, 소수성 상호작용, 이온결합 등 비공유 결합에 의한 가교도 가능하다. 이러한 고분자 사슬의 물리화학적 가교결합을 통해 나노 입자, 하이드로젤 등 질병의 치료와 진단에 응용할 수 있는 제형을 만들 수 있으며, 의료기기 표면 도입을 통해 항혈전, 항염증 기능성을 부여할 수 있다(그림 2).

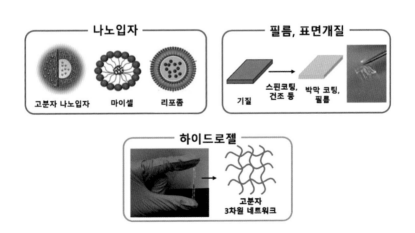

그림 2. 생체 고분자 소재 기반 제형기술의 모식도(modified from Joy et al., 2022)

2.2.1. 나노 입자

나노 입자는 지름이 1–100 nm 사이에 속하는 단일 원자보다는 크고 세포보다는 작은 크기의 입자들을 말한다(Nitta et al. 2013). 가교 될 수 있는 생체 고분자 소재를 이용하여 3차원 네트워크를 갖는 나노젤을 구성할 수 있으며, 소수성–친수성 반복 구조를 갖는 양친매성 고분자 소재를 이용하면 마이셀이라고 불리는 구형의 콜로이드 시스템을 형성할 수 있다. 이러한 나노 입자들에 유전자, 약물 등을 봉입하여 체내에 주사하면, 해당 물질들을 면역시스템과 효소로부터 보호하여 효과적으로 표적 장기에 도달하게 할 수 있다.

2.2.2. 필름 및 기타 표면 개질 기술

의료용 필름/패치는 조직 표면에서 체액의 소실을 막고, 바이러스/세균에 의한 2차 감염을 막기 위해 적용될 수 있다(Ruckenstein et al., 1986). 또한, 체내에 이식할 수 있는 의료기기 등의 혈액 적합성, 생체 적합성을 확보하기 위해 생물학적으로 안정하고, 염증/면역반응을 최소화할 수 있는 박막 코팅방법 또한 응용될 수 있다. 이러한 기술 역시 생체 고분자 소재의 가공을 통해 얻어낼 수 있는 제형 중 하나로, 단순건조 방식, 동결건조 방식, 스핀 코팅(Spin-coating) 등의 방식을 통해 필름(박막), 패치 등을 쉽게 제조할 수 있다.

2.2.3. 하이드로젤

하이드로젤은 과량의 물을 함유하는 3차원 고분자 네트워크를 말하며, 완전한 고체도 액체도 아닌 혼합물 형태를 지니고 있다(Zhang et al., 2017). 친수성 고분자가 수소결합, 소수성 상호작용, 반데르발스 힘, 이온결합 등의 물리적인 결합을 통해 가교 되거나, 화학적인 공유결합을 통해 가교 될 때 형성되며, 물에 녹지 않지만, 물을 머금어 팽윤되는 특성을 가지고 있다. 가교를 이루고 있는 고분자 사슬의 화학구조에 따라 다양한 기능성을 갖도록 설계될 수 있다. 특히, 하이드로젤은 생체적합성이 우수하고, 인체 조직과 유사한 기계적 물성을 보유하고, 특히 세포외기질과 물리화학적으로 유사한 특성을 갖기 때문에 세포 지지체로서 각광받는 재료로 널리 응용되어 왔다.

하이드로젤은 가교결합의 종류에 따라 다양하게 기계적 물성을 조절할 수 있다. 가령, 공유결합으로 가교 된 하이드로젤은 두개 이상의 작용기 사이에서 축합 반응과 같은 화학반응이나, 빛에 의한 라디컬(Radical) 중합반응에 의해 형성될 수 있는데, 생성된 하이드로젤의 탄성계수는 높은 편이지만, 형태가 한번 결정되면 변형되지 못하며, 과도한 외부자극에 의해 깨지면 다시 원래상태로 복구되기 어렵다. 반면, 물리적인 결합으로 가교된 하이드로젤은 상대적으로 낮은 탄성계수를 갖지만, 외부자극에 의해 변형되더라도 가역적으로 원래의 형태로 복구될 수 있다. 이러한 공유결합과 비공유결합의 장점을 모두 살린 상호 침투 중합체 네트워크(Interpenetrating polymer network; IPN)기반 하이드로젤이 개발되었는데, 기계적 강도가 매우 우수한 특성을 갖고 있다.

3. 3D 바이오 프린팅

3D 바이오 프린팅은 인체에서 유래된 살아 있는 세포와 성장인자 등을 생체재료(Biomaterials)와 함께 쌓아 올려 인공조직을 제작하는 기술을 말한다(그림 3). 3D 바이오 프린팅 기술은 프린팅이 가능한 재료의 발전과 함께 진보되었으며, 인쇄가능한 생체 고분자의 물리화학적 특성, 기계적 물성을 최적화하는 것이 매우 중요하다. 가령, 초기 메디컬 응용을 위한 3D 프린팅 기술은 단순히 수술용 도구를 인쇄하는 정도에 그쳤다면, 이후 손실된 일부 조직의 구조, 기능을 회복하기 위해 세포를 담지하지 않은 인공관절이나 티타늄, 합금 등을 이용해 이식가능한 금속 구조체가 제작되었다. 뒤이어 생분해성 합성 고분자(예, 폴리카프로락톤(Polycaprolactone; PCL))를 이용하여 3차원 다공성 지지체들이 제작되었다. 최근에 들어서 살아 있는 세포를 직접 프린팅 하는 연구들이 매우 활발하게 진행되고 있으며, 특히 상기 언급한 생체고분자들로 구성된 하이드로젤은 가장 대표적인 바이오 프린팅용 잉크에 해당한다. 이

러한 3D 바이오 프린팅 기법은 환자의 정보를 기반으로 디자인되어 최적화된 구조체를 만들기 위해 응용될 수 있으며, 신규 혹은 기존 약물 스크리닝을 위해 응용되거나, 환자에게 이식되어 치료효과를 낼 수 있다(그림 3).

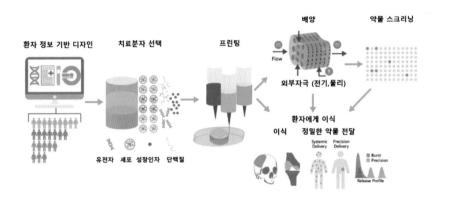

그림 3. 3D 바이오 프린팅과 정밀의료(modified from Prendergast et al., 2019)

3.1. 3D 바이오 프린팅 시스템 종류

3D 바이오 프린팅 시스템의 종류에는 잉크젯(Inkjet) 프린터, 레이저(Laser) 프린터, 토출(Extrusion) 기반 프린터가 있다(Tamay et al., 2019). 잉크젯 프린터는 카트리지 기반의 잉크에 세포가 담지된 생체고분자 재료를 채워서 젯팅을 하는 방식을 사용한다. 젯팅을 할 때 200−300도의 고열이 가해짐에도 불구하고, 세포 손상이 크지 않아 바이오 프린팅이 가능하지만, 잉크 소재의 점도가 젯팅 여부를 결정한다. 고점도의 소재는 아예 사용이 불가능하며, 용액에 가까운 저점도 소재만을 사용할

수 있어, 기계적 물성이 강하면서도 큰 구조물을 만들기에 한계가 있다. 레이저 프린터는 광에 의해 가교 될 수 있는 소재를 이용하여 국소 부위에서의 경화를 통해 구조물을 제작한다. 프린팅 해상도, 속도가 우수한 기술이나, 이 역시 광 가교가 우수하게 되는 생체 고분자 재료만을 사용할 수 있다는 점에서 활용도에 한계가 있다. 특히, 고분자의 광 가교시에 광개시제를 반드시 필요로 하는데, 이러한 작은 화학분자로부터 세포독성이 유발된다. 반면, 토출 기반 프린팅 기법은 가장 널리 사용되는 3D 바이오 프린팅 기법 중 하나이며, 주사기 혹은 노즐을 사용하여, 공압을 기용해 세포를 담지하고 있는 생체고분자 재료를 인쇄하는 기법이다. 사용가능한 소재의 제형이 다양할 뿐만 아니라, 상기 언급한 가교 된 하이드로젤의 경우에도 그 점도를 제어하여 인쇄할 수 있다. 다수의 주사기를 이용하여 여러 종류의 세포를 동시에 인쇄하여 실제 조직과 가장 가까운 형태의 3차원 구조물을 제작할 수 있다. 기존 하이드로젤의 약한 기계적 물성을 개선하여, 최근까지도 3D 바이오 프린팅용 우수한 기계적 물성을 보유할 수 있는 하이드로젤 소재들이 개발되고 있다.

3.2. 3D 바이오 프린팅용 하이드로젤 잉크 특성

3D 바이오 프린팅을 위한 하이드로젤 잉크 소재의 특성으로 가장 중요한 특성은 세포적합성이다. 하이드로젤을 구성하고 있는 고분자가 세포 적합성이 우수하여, 하이드로젤 내에 담지되어 있는 세포 생존율이 높아야 한다. 또한, 주사기로부터 토출 될 때 과한 압력이 생기지 않도록, 적당한 점도를 갖고, 형태 유지가 가능한 필라멘트로 토출 되는

특성이 중요하다. 이는 프린팅 과정 동안의 세포 생존 여부에도 관련성이 높다. 얇은 주사 바늘을 통과하기 위해 생체 고분자 기반 하이드로젤은 전단담화(Shear-thinning) 특성을 보유해야 하는데, 이 성질은 전단율이 증가함에 따라 소재의 점도가 점차적으로 감소하는 특성을 말한다. 또한, 하이드로젤의 저장계수와 손실계수의 비율을 보여주는 tan d 값이 높을수록 프린팅 된 필라멘트가 균일하게 형성될 수 있다. 토출이 끝난 후에는 가교 된 원래의 제형을 유지할 수 있어, 토출 된 필라멘트 형태를 그대로 가질 수 있어야 한다. 현재 상용화되어 있는 바이오 잉크 소재로는, 콜라젠, 알지네이트, 광 가교가 가능한 젤라틴, 히알루론산 등이 있으며, 연골, 뼈, 기타 조직을 인쇄하기 위해 널리 응용되고 있다(Prendergast et al., 2019).

4. 체내 이식형 의료전자소자

세계적으로 초고령화 사회가 도래하여, 환자 맞춤형 헬스케어에 대한 관심이 급증하면서, 실시간으로 생체신호를 기록할 수 있는 체내 이식형 의료전자소자에 대한 개발이 주목받고 있다. 그러나, 체내에 이식되는 의료기기의 특성상, 장시간 동안 안정적인 성능, 이식된 부위의 조직과 유사한 기계적 물성, 과도한 체내 면역반응을 유발하지 않는 특성을 보유하는 것이 매우 중요하며, 이러한 특성을 위한 다양한 고분자 소재들이 연구되고 있다(Koo et al., 2020).

4.1. 의료전자 소자를 위한 고분자 소재 종류

인체 내부에 이식되는 의료전자 소자의 구성요소로는 생체신호를 계측할 수 있는 전극, 전극을 올릴 수 있는 기판소재가 있다. 전극의 경우, 금(Gold), 은(Silver) 등의 다양한 금속이 사용될 수 있으나, 금속 자체

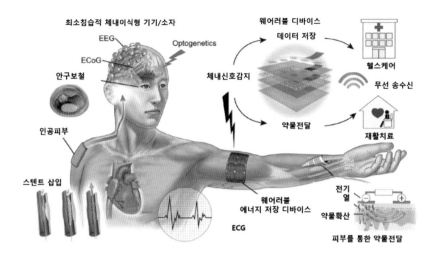

그림 4. 웨어러블 혹은 체내이식 가능한 의료전자소자의 종류 및 이를 이용한 정밀의료의 모식도
(modified from Choi et al., 2016)

의 딱딱한 기계적 물성 때문에 체내 조직을 손상시킬 수 있는 우려가 있
으며, 이식된 조직 표면에서 쉽게 박리될 수 있다. 체내 조직과 유사한 기
계적 물성을 보유할 수 있도록, 전극을 고분자 소재로 구성할 수 있는데,
이때 사용되는 소재가 전도성 고분자이다. 전도성 고분자는 전기 전도
도를 보유하는 고분자를 말하며, 화학구조를 살펴보았을 때, Sp2 혼성
탄소원소가 인접한 '컨쥬게이트' 골격구조를 가지고 있어 전자들이 높
은 이동성을 갖는다. 이러한 전자의 높은 이동성 덕분에, 전도성 고분
자의 산화-환원반응에 의해 형성된 전자의 수에 불균형이 생기면, 전
자의 이동이 생기며 높은 전도도를 나타낼 수 있다. 이러한 현상을 '도
핑'이라고 부른다. 산화 반응에 의해 전자가 고분자로부터 제거되면
p-도핑, 환원에 의해 전자가 추가되면 n-도핑이라고 부르며, p-도핑

된 전도성 고분자가 상대적으로 높은 안정성을 보유한다고 알려져 있다. 대표적인 전도성 고분자로는 폴리피롤(Polypyrrole), 폴리싸이오펜(Polythiophene), 피닷(Poly(3,4-ethylenedioxythiophene)), 폴리아닐린(Polyaniline) 등이 있다.

4.2. 의료전자 소자를 위한 고분자 소재 특성

전극소재를 올릴 수 있는 기판소재로는 기계적 물성이 우수한 소재들이 활용되곤 한다. 외력을 가했을 때 우수한 연장력을 보이고, 외력이 없어졌을 때 원상태로 복구되는 특성을 보유한 마치 '고무' 같은 '탄성중합체(Elastomer)'가 대표적인 기판 소재로 사용될 수 있다. 대표적인 탄성 중합체로는 실리콘계 고무인 Polydimethylsiloxane(PDMS), Styrene-Ethylene-Butylene-Styrene(SEBS) 등이 있다. 특히, PDMS는 중합하는 과정이 간단하고, 대량생산에 용이하며, 소수성/친수성 등 다양한 표면 특성을 보유하도록 쉽게 만들 수 있기 때문에 가장 널리 사용되는 탄성 중합체이다. 이러한 합성 고분자 소재의 두께에 따라 다양한 기계적 물성을 갖는 기판소재를 만들 수 있으며, 체내에 이식했을 때도 과도한 면역반응을 유발하지 않는다. 그러나, 장기간 이식되었을 때, 섬유화 반응으로 인해 이식된 의료 소자 주변에 콜라젠이 형성되며, 이로 인해 소자의 기능성은 점차적으로 저하될 수 있는 한계가 있다. 최근 연구들은 이러한 체내 이식형 소자들의 장기간 안정성, 섬유화 반응의 최소화 등을 위한 소재들에 집중되고 있다.

궁극적으로 체내이식형 의료 소자를 구성하기 위한 고분자 소재들은 제어가능한 기계적 물성, 유연성, 우수한 신축성, 전기전도성, 생체적합성, 낮은 팽윤 특성, 생분해 특성 등 소자 자체의 기능성을 유지하기 위한 특성과, 체내 생물학적 안전성을 위한 요구조건들이 모두 충족된 신소재 개발을 필요로 한다.

5. 국소 약물전달시스템

    난치성 질환, 암, 뇌신경계질환, 기타 유전병 등의 효과적인 치료 및 안전성을 위해 화학약물, 단백질, 유전자(예, RNA)를 표적부위에 전달하는 것은 매우 중요하다. 환자의 유전정보 등을 기반으로 맞춤형 치료약물, 유전자 혹은 펩타이드, 등을 디자인할 수 있으며 이러한 약물들을 전달하기 위해 상기 제시한 하이드로젤, 나노 입자 등이 활용될 수 있다. 이러한 제형들은 발생할 수 있는 각종 약물에 의한 부작용을 줄이고, 약의 효능을 더욱 높인다.

    약물이 체내에 전달될 수 있는 경로는 경구, 호흡, 비강, 혈관, 눈, 피부 등이 있는데, 각각의 경로로 투여되었을 때 체내의 면역체계 혹은 외부 물질을 제어하기 위한 방어막에 의해 대부분의 약물은 효능을 잃게 된다. 경구 투여되었을 때는 소화계의 점막 및 내피세포층에서 대부분의 약물이 소실되며, 혈관으로 직접 투여되었을 때, 순환에 의해 전신으로 약물이 도달하여 효과를 잃게 되는데, 특히, 뇌로 전달하고자 할 때 만나는 혈관–뇌 장벽(blood-brain barrier)은 약물전달효율을 매우 떨어뜨린다. 따라서, 약물전달 시스템은 이러한 체내의 각종 장벽을 잘 투과하고, 표적 세포에 도달하여 세포내 전달효율을 높이기 위해 디자인되어야 한다(Mitchell et al., 2021)(그림 5).

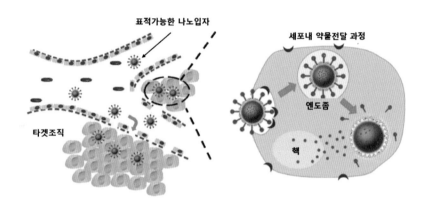

그림 5. 조직 타켓팅 약물전달과정에 대한 모식도(modified from Sargazi et al., 2022)

약물을 봉입할 수 있는 생체고분자 기반 나노 입자들은 생분해성, 친수성, 생체적합성을 갖는 '캡슐' 형태로 제조될 수 있다. 특히, 음이온성을 갖는 유전자 전달을 위해서는 강한 양이온성을 갖는 나뭇가지 형태의 고분자((덴드리머(Dendrimer)) 등이 사용될 수 있다. 이렇게 제조된 나노 입자의 크기, 모양, 표면 전하, 코팅 여부 등에 의해 타깃팅 효율이 모두 달라질 수 있다. 보다 정확한 표적 전달을 위해, 표면에 타깃팅을 위한 기능성을 부여할 수 있는데, 대표적으로는 표적 조직에 도달할 수 있도록 수용체가 인지할 수 있는 펩타이드, 항체(Anti-body), 다당류 등을 결합시켜주는 방법이 있다.

　나노 입자가 표적부위에 잘 도달한다고 하더라도 이후 세포내 전달이 되는 과정에서 추가적인 소실이 발생할 수 있다. 세포막에 나노 입자가 도달하면, 세포는 다양한 방식으로 세포내부로 입자를 들여올 수 있는데, 엔도좀에 도달한 이후 라이소좀의 효소에 의해 분해될 수 있다. 따라서, 최근에는 세포내 전달된 나노 입자가 엔도좀을 빠져나올 수 있는 기능성을 부여하기 위한 연구들도 많이 수행되고 있다. 이러한 특성은 유전자 진딜에서 특히 중요하다.

6. 결론

　결론적으로, 생체고분자 소재는 정밀의료의 다양한 분야, 환자 맞춤형 조직공학, 의료기기, 약물전달 등에 활용될 수 있으며, 각각의 응용범주에 따라 그에 맞는 기능성을 갖도록 화학구조가 개질되거나, 두가지 이상의 고분자들의 조합을 통해 제형을 구성할 수 있다.

첨단재생의료기술과 정밀의학

/

이정승, PhD,
성균관대학교 지능형정밀헬스케어융합전공

한 문장 요약

손상된 신체의 기능, 구조 등을 재생시킴으로써 질병을 치료하려는 재생의학 분야에 대해 알아보고, 다양한 공학 기술의 접목을 통한 최신의 첨단재생의학 산업, 조직공학, 인공장기 제작 등의 연구 동향에 대해 논의해본다.

11

재생의료기술은 질병이나 사고로 인해 손상된 장기를 회복시킴으로써 기존의 약물치료, 수술 등의 방법으로는 해결할 수 없는 조직의 손상 치료를 목적으로 한다. 조직 재생을 위해서는 세포치료, 생체재료, 면역치료 등 매우 고도의 기술이 필요하기 때문에 환자 맞춤형 치료가 어려움에도 불구하고 최근에는 급진적인 공학 기술의 발달에 힘입어 정밀재생의학에 대한 관심이 점차 높아지고 있다. 최신의 공학 기술들을 바탕으로 환자 맞춤형 세포치료제, 생체재료, 신호 전달 기술 등 첨단 조직공학 기술의 접목이 정밀의학 분야에서 이루어지고 있으며 장기-온-칩, 오가노이드 등 장기모사 기술은 환자 특이적인 치료술 개발을 위한 플랫폼 개발에 새로운 가능성을 보여주고 있다. 본 챕터에서는 첨단재생의료기술의 핵심인 조직공학과 장기모사 기술에 대해 간략히 알아보고자 한다.

1. 서론

전 세계적인 인구 고령화로 인해 평균 기대수명은 늘어나는데 반해 특정 질환 없이 삶을 살아갈 수 있는 "건강수명"의 비율은 점차 낮아지고 있다. 특히, 고령화로 인한 뇌, 근육, 피부, 심장 등 다양한 장기의 기능성 저하 및 퇴행성 질환의 발병은 막대한 의료비용을 동반할 뿐 아니라 삶의 질 하락과 직결되어 있어 사회 경제적으로도 많은 우려를 낳고 있다. 재생의학은 인간의 세포, 조직, 장기를 대체하거나 재생시켜 손상된 구조, 기능 등을 회복하는 의학 분야로 단순히 질환의 증상 완화가 아닌 기능성 조직으로의 대체와 질병의 치료, 예방을 목적으로 한다. 따라서 재생의료 기술은 고령화 사회의 발달에 있어 필수적인 학문 분야로 자리매김하고 있다.

재생의료 의약품 시장은 2021년 기준 약 294억 달러의 세계 시장 규모를 보이고 있으며 2026년에는 약 581억 달러 규모로의 성장이 예상된다. 재생의료 시장의 성장은 주로 인구 고령화와 만성질환, 난치성

질환 환자의 급증에 기인하지만 이외에도 전 세계적인 재생의료 기술에 대한 지속적인 투자와 규제 완화 등 시스템 적인 발전도 중요한 원인으로 꼽힌다. 재생의료 기술은 즉각적인 효과를 기대하는 합성 의약품 기반의 신약 개발 과정과는 다른 특성을 가져 이에 맞는 제도들이 선진국을 중심으로 마련되어 왔다. 그 결과 기술의 연구 개발, 상업화, 임상 진입에 대한 선순환 구조를 마련하였으며 국내의 경우에도 주요 선진국에 비해 다소 늦었지만 2019년 "첨단재생의료법"이 새롭게 시행되어 국내 재생의료 기술의 상업화와 국제화에 큰 기여를 할 것으로 기대된다.

　재생의료 기술은 최근 들어 상처나 결함을 치유하는 조직 재생에만 국한되지 않고 심혈관계 질환, 뇌질환, 당뇨병 등 다양한 난치성 질환의 새로운 치료 기술로 많은 각광을 받고 있다. 약물 독성, 낮은 치료 효능, 짧은 효능 지속 기간 등 기존 약물을 이용한 질환 치료의 한계점을 극복하기 위해서는 손상된 조직, 또는 장기를 근본적으로 재생하여 본연의 기능을 회복하는 것이 중요하기 때문이다. 첨단재생의료 기술은 생체 신호전달 시스템에 대한 깊은 이해를 바탕으로 세포, 유전자, 생체재료, 약물전달 기술 등 다양한 생명공학을 기반으로 개발되고 있으며 몇 가지의 핵심 기술들이 어우러진 첨단융복합 재생기술의 개발도 활발하다. 최근에는 개발된 재생의료 기술의 부작용 방지와 효능 극대화를 위해서 다양한 정밀의료기술과의 융합을 통한 환자, 혹은 질환 맞춤형 재생의료기술이 개발됨으로써 정밀의학과도 밀접한 연관성을 갖는다.

　본 챕터에서는 환자 맞춤형 재생의학 분야에 있어 가장 중요한 요소인 조직공학과 줄기세포에 대해 서술하고 이를 바탕으로 다양한 재생

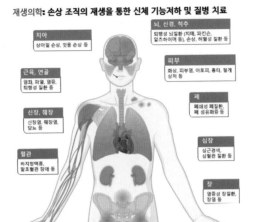

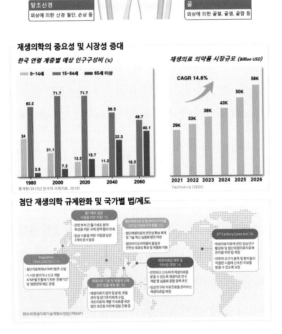

그림 1. 재생의학 치료 범위 및 관련 시장, 제도 현황(출처: 보건산업정책연구 Perspective, 미래를 위한 첨단재생의료와 원료의약품 산업의 육성, KHIDI Journal, 2(2), 한국보건산업진흥원(2022))

의료 기술에 대해 알아본다. 또한, 첨단 공학기술의 도입을 통해 인공
장기, 체외 모델링 시스템 등 정밀의료에의 적용을 위한 재생의학 분
야의 연구 최신 동양에 대해 논의하도록 한다.

2. 조직공학과 정밀의학

우리 몸은 선천적으로 자연 치유기능을 갖는다. 하지만 손상의 범위가 넓고 정도가 심한 경우는 자연적인 조직의 재생이 불가하기 때문에 기능적, 구조적 손상을 대체할 수 있는 치료술이 필요하다. 공상과학 영화 에서처럼 인공 장기를 만들어서 질환이나 손상 조직을 대체하는 것이 이상적일 수 있겠지만 인공 장기 제작에는 고도의 생물학적, 공학적, 의학적 기술들이 필요하기 때문에 간단한 일이 아니다. 손상된 장기를 새롭고 건강한 장기로 대체하고자 하는 열망은 고대의 벽화, 문헌 등의 기록으로부터 쉽게 찾아볼 수 있다. 하지만 의학적 지식이 부족했던 과거의 수술 시도들은 대부분 성공적인 결과를 보여주지 못했고 멸균에 대한 이해와 기술, 수술 기법의 발달에 힘입어 19세기 들어서야 기능을 잃은 장기를 교체하는 기술에 대한 현실적인 기대감이 자리잡기 시작한다. 조직공학은 궁극적으로 다양한 조직을 모사할 수 있는 인공 장기를 제작하여 손상된 장기를 기능적, 구조적으로 회복하거나 다양한 응용에 활용하는 것을 목표로하며 이를 위해 화학공학, 재료공학, 기계공학, 전기전자공학 등 다양한 공학 기술을 활용하여 그 효율을 높이고자 하는 응용 학문 분야이다.

조직공학 기술은 실제 조직을 구성하고 있는 세 가지의 핵심 요소들인 세포(cell), 지지체(scaffold), 신호(signal)로 이루어진다. 세포는 증식을 통해 세포 뭉치(aggregate)를 이루고 세포외기질(extracellular matrix)이라는 물질을 지지체로 사용하여 더 큰 조직 단위로 성장하게 된다. 그 과정에서 세포는 다양한 영양분 및 외부 자극을 받으면서 조직의 특정 기능을 담당하는 세포와 세포 뭉치로 성숙해진다. 따라서, 성공적인 조직공학 기술과 손상 조직의 재생을 위해서는 실제 조직의 환경과 유사한 세포, 지지체, 신호를 제공함으로써 성숙한 인공조직을 형성하는 것이 기본적인 개념이라 할 수 있다.

2.1. 세포

세포는 인체에서 특정 기능을 담당하는 구조적, 기능적 기본 단위이며 수많은 세포들이 모여 조직을 구성한다. 조직을 이루고 있는 다양한 기능성의 세포들이 손상된 조직의 기능 회복과 구조의 재건에 중요한 역할을 하게 되는데, 그 중 증식과 여러 종류의 세포로 분화가 가능한 줄기세포가 핵심적이라 할 수 있다. 줄기세포는 조직을 재생하는 원천 재료로 자가재생산(self-renwal)이 가능하고 미분화 상태로 증식(proliferation)이 가능하며 특정 환경에서는 기능성의 세포로 분화(differentiation)가 가능한 특징을 갖는 세포를 말한다. 줄기세포는 분화 가능한 세포의 종류, 분화능 등에 의해 분류될 수 있는데 가장 분화능이 높고 생체

내 거의 모든 세포로 분화가 가능한 줄기세포를 전분화능줄기세포, 혹은 만능줄기세포(pluripotent stem cell)라 한다. 가장 대표적인 만능줄기세포로는 배아(수정란)에서 추출한 배아줄기세포(embryonic stem cell)가 있다. 배아줄기세포는 세포의 높은 증식, 분화능을 바탕으로 다양한 조직의 재생 및 조직공학 용도로 활용될 수 있어 1990년대부터 많은 각광을 받았지만 난자 사용에 의한 윤리적 문제가 대두되어 활발한 연구 및 임상 적용에 많은 제약이 있다.

2006년 일본의 신야 야마나카 교수 연구팀은 배아줄기세포의 한계점을 넘어선 만능줄기세포 제작 기술을 최초로 발표하였다. 이는 배아의 이용 없이 성체 세포로부터 만능줄기세포를 만드는 기술로 유전자 리프로그래밍을 통해 인위적으로 세포에 전분화능을 부여하기 때문에 역분화 만능줄기세포(induced pluripotent stem cell, iPSC)로 명명된다. 역분화 만능줄기세포는 배아줄기세포의 전분화능 특성을 유지하면서도 윤리적 문제를 해결할 수 있는 획기적인 기술로 재생의료 및 조직공학 분야 뿐만 아니라, 생체를 이해하는 데 수많은 난제를 해결할 수 있는 원천 기술로 수많은 관심을 받게 되었으며 야마나카 교수는 이 기술 개발의 공로를 인정받아 2017년 노벨 생리의학상을 수상하게 된다.

하지만 재생의료에서의 무한한 가능성에도 불구하고 만능줄기세포는 분화 조절, 세포 제작 효율성 등 기술적인 한계점과 동물유래 물질을 이용한 배양, 암조직 형성의 위험성 등 생체 안전성에 대한 문제로 인해 실제 임상에서는 보다 안전한 성체줄기세포(adult stem cell)의 활용도가 매우 높다. 성체줄기세포는 뇌, 골수, 지방, 탯줄, 치수 등 다양한 조직으로부터 얻을 수 있고 여러 세포로의 분화가 가능한 다분화능줄기세포이지만 이론상 유전적 조작 없이 모든 세포로의 분화는 불가능

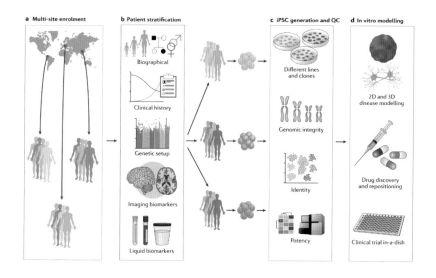

그림 2. 줄기세포를 이용한 환자 맞춤형 치료제 개발 및 예측 모델 개요도(출처: Nat. Rev. Neurol., 17, 381-392(2021))

하다. 예를들어 뇌조직에서 분리해낸 신경줄기세포(neural stem cell)는 신경을 구성하는 뉴런(neuron), 성상교세포(astrocyte), 희소돌기아교세포(oligodendrocyte)로 분화가 가능하고 골수나 지방에서 분리된 중간엽줄기세포(mesenchymal stem cell)는 다양한 세포로 분화가 가능하지만, 골세포, 지방세포, 연골세포로의 분화 효율이 뛰어나다. 이렇듯 성체줄기세포는 만능줄기세포에 비해 분화능은 낮지만 생체 안전성 및 세포원의 확보가 상대적으로 수월해 임상 적용 가능성은 훨씬 높게 여겨지고 있다.

물론 줄기세포 기반의 재생의료 기술에도 여전히 여러 한계점들이 존재한다. 조직 재생을 위한 세포 치료제의 효능과 안전성 문제가 대표적이다. 자가세포가 아닌 동종세포의 이식은 면역 거부반응을 유발시켜 치료제의 효능을 감소시키고 비정상적인 염증, 면역 반응 등 부작용을 일으킬 수 있다. 따라서 최근에는 자가세포가 아니더라도 최신의 유전자 교정 기술을 이용하여 면역 거부 반응을 우회하거나 세포 자체의 기능성을 증진시키는 등 기존 줄기세포 기반 치료술의 한계점을 해결할 수 있는 기술 개발이 매우 활발히 진행되고 있다. 또한, 환자 유래의 줄기세포는 환자 특이적, 또는 질병 특이적인 인공 장기 제작에 활용되어 환자에 효능이 최적화된 약물을 선정하고, 약물 부작용을 미리 예측하는 데 활용함으로써 치료 효능의 최대화 및 안전성 확보에 있어서도 매우 중요한 역할을 하고 있다.

2.2. 생체재료

생체재료는 생체, 즉 세포, 조직 등과 상호작용을 하는 물질을 지칭하는 포괄적인 의미의 용어로 의료기기, 하이드로젤, 나노/마이크로 입자, 임플란트 등 매우 다양한 범주의 물질들이 포함된다. 특히 조직공학, 재생의학 분야에서는 세포치료, 약물전달이나 조직 수복 등 특별한 생물학적 기능성을 갖는 이식제제에 해당하는 생체재료가 주로 다뤄진다. 약물의 효율적 전달을 위한 생체재료도 조직 재생에 있어 매우 중요한 역할을 하지만 본 챕터에서는 보다 개인 맞춤형 조직공학 기술과 밀접한 세포이식, 인공조직 제작에 활용되는 생체재료를 집중적으로 알아보고자 한다.

조직의 기능을 담당하는 요소가 세포라면 세포가 제대로 된 구조를 형성하고 기능을 유지할 수 있도록 공간을 제공해주는 세포외기질(extracellular matrix)이 생체재료로 구성된 지지체(scaffold)라 할 수 있다. 즉, 생체

재료, 또는 생체재료로 제작된 지지체의 목적은 실제 조직과 비슷한 구조, 성질의 물질을 기반으로 조직 재생의 효율을 증진시키는 데 있다. 실제로 특정 조직의 손상 및 질환 치료를 위한 세포치료제가 많이 개발되었지만 세포가 이식된 후에 체내 면역 반응에 의해 공격을 받거나 이식된 위치에 생착이 되지 않아 치료술의 효능을 낮추는 경우가 많이 보고되고 있다. 생체재료 기반의 지지체는 이러한 면역 반응으로부터 이식된 세포를 보호하고, 이식된 세포가 원하는 위치에 잘 생착 될 수 있는 기반을 마련해줄 뿐 아니라 생착 후 오랜 기간에 걸쳐 안정적인 분화와 기능성을 낼 수 있는 공간을 제공해준다.

생체재료는 크게 자연에서 얻을 수 있는 자연 고분자(natural polymer)와 화학적 합성을 통해 얻어진 합성 고분자(synthetic polymer)로 나눌 수 있다. 자연 고분자에는 히알루론산(hyaluronic acid), 키토산(chitosan), 알긴산(alginate), 콜라겐(collagen) 등이 있으며 주로 생체 친화적이며 생물학적 기능성을 기반으로 다양한 지지체 제작에 활용이 가능하다. 반면 합성 고분자에는 polyethylene glycol, poly(D, L-lactic-co-glycolic acid), poly capro-lactone, 등이 있으며 합성된 물질의 균질성, 순도 등이 뛰어나 실용적, 산업적인 측면에서 장점이 많지만 생물학적 기능성이 없어 추가적인 기능성 부여가 필요하다. 또한, 합성 고분자의 경우도 안전성이 검증된 경우 재생의료 분야에 활용이 많이 되지만 일부 합성 고분자는 염증 반응이나 생체내 독성을 보여 체내 활용에 제약이 있는 경우도 있다.

일반적으로 다양한 생체재료는 목적에 맞게 지지체 제작에 활용된다. 지지체는 제작 방식이나 형태에 따라 수많은 종류가 존재하는데 일반적으로 손상된 조직 수복에 있어 3차원 다공성 형태의 지지체가 대표적이다. 다공성의 3차원 지지체는 손상된 부위를 물리적으로 지지하

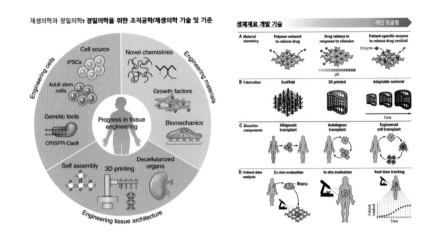

그림 3. 다양한 공학기술을 이용한 조직공학 기술 개발 및 개인 맞춤형 생체재료 개발의 모식도(출처: Nat Protoc., 11, 1775-1781(2016), Sci. Transl. Med., 10, eaam8645(2018))

거나 대체할 수 있고 지지체 내의 물질 교환을 원활하게 하여 세포의 생존, 기능성 유지와 새로운 조직 형성에 매우 중요한 역할을 한다.

최근들어 생체재료, 지지체의 제작에도 정밀의료 기술이 도입되고 있다. 특히 바이오 프린팅 기술의 발달은 손상의 형태나 크기에 맞는 맞춤형 지지체 제작이 가능하여 환자 맞춤형 재생의료 기술에 활발히 사용되고 있다. 또한, 다양한 재료, 다양한 세포를 포함하고 복잡한 구조, 특별한 성질을 요구하는 복잡한 3차원 인공 조직체 제작도 가능하여 미래 정밀의학 기반의 재생의료 기술 발달에 지대한 영향을 미칠 것으로 예상된다. 더욱이 각종 대량신속평가, 빅데이터, 인공지능 기술의 발달에 힘입어 개인 특이적인 생리활성물질을 도입함으로써 환자 최적화된 지지체 제작과 부작용이 최소화된 재생의료 기술의 개발이 기대된다.

2.3. 신호

세포는 기능을 하거나 주위, 또는 멀리 떨어진 다른 장기의 세포들과 상호작용을 하기 위해 다양하고 복잡한 신호전달 체계를 갖는다. 특히, 세포는 주위로부터 전달받는 생물화학적, 전기적, 물리적 특성 등 각 종 신호에 의해 생물학적 기능을 위한 특정 대사 과정뿐 아니라 증식, 분화에도 큰 영향을 받기 때문에 이러한 신호의 조절은 질환의 치료나 조직 재생에 있어서도 매우 중요한 역할을 한다. 지지체가 세포가 잘 자라며 기능을 충분히 할 수 있는 공간을 제공해주는 역할을 주로 한다면, 신호는 그 안의 세포의 활성을 조절하고 증진시키는 보충제의 역할을 하는 것과 비슷한 개념이다.

세포의 성장을 촉진시키는 성장인자(growth factor)는 대표적인 생물학적 신호의 예이다. 혈관형성을 촉진시키는 혈관내피성장인자(vascular endothelial growth factor, VEGF), 신경세포의 증식, 성장 조절에 관여하는 신경성장인자(nerve growth factor, NGF), 세포 증식 및 피부 재생을 촉진시키는 표피성장인자(epidermal growth factor, EGF) 등은 재생을 촉진시키는 데 중요한 역할을 한다고 알려진 대표적인 성장인자이다. 이외에도 다양한 종류의 단백질, 저분자 화합물, 지질 등 기능을 갖는 생리활성물질이 세포에 미치는 영향들이 활발히 연구되었으며, 이러한 요소 물질들을 세포, 조직에 직접 처리하거나 지지체에 도입함으로써 손상부위에서의 세포 활성을 증진시키고 궁극적으로 재생의 효율을 높일 수 있다.

조직의 물리적 특성에 따라 세포가 느끼는 미세물리환경, 조직의 운동이나 유체의 흐름에 따른 인장 응력(tensile strength), 전단 응력(shear stress)도 중요한 물리적 신호이다. 각 조직의 물성이 다르듯 조직 특이적인 세포들이 최적의 분화, 기능을 위해 선호하는 물리적 특성이 존재한다. 마찬가지로 유체의 흐름이나 마찰이 존재하는 미세환경의 세포들은 이러한 자극들을 발달과 기능에 매우 중요한 요소로 받아들인다. 전기적인 방법으로 신호를 전달하는 신경세포, 근육세포 등의 경우 외부에서 가해지는 전기자극에 의해 세포의 활성, 분화능이 조절된다는 연구가 많이 진행되었고 이는 전기자극을 통해 손상된 조직을 회복시키는 치료 기술에 적극 활용되고 있다. 즉, 세포들이 선호하는 물리적 미세환경을 제공해줌으로써 세포의 분화, 손상 조직의 효율적 재생이 가능하다.

언급된 바와 같이 특정 신호 제공을 통해 세포의 활성을 변화시킬 수 있다고 알려져 있지만 모든 조직과 적용에 있어 동일한 치료 효능을 기대하기는 어렵다. 재생하고자 하는 조직과 조직내 질환의 정도, 환자별 정보 등 수많은 조건들을 고려할 필요가 있으며 각 응용에 맞는 매개변수 조절이 정밀재생의료의 핵심이 될 것이다.

3. 장기모사 기술을 이용한 정밀의학

　정밀의학에 있어 가장 중요한 요소는 개인 맞춤형, 질환 맞춤형 치료 기술을 개발하는 것이다. 즉, 효과가 뛰어나다고 알려진 약물도 특정 환자군에서는 효능이 없을 수 있고 더욱이 예상치 못한 약물 독성으로 투약 용량이나 적용 방법에 차이를 보일 수 있다. 이는 개개인이 보유한 유전적 정보, 면역 체계, 대사 효율 등에 차이가 있기 때문이다. 따라서 이러한 개인의 차이를 반영할 수 있는 맞춤형 인공 장기, 질환 모델링 시스템, 약물 검사 시스템의 개발은 약물 치료나 신규 치료 기법의 적용에 있어 부작용을 최소화하고 치료능을 극대화할 수 있는 매우 중요한 요소이다. 특히, 최근에는 줄기세포와 각종 공학 기술들을 융합한 조직공학의 발달로 복잡한 구조와 기능을 갖는 장기를 모사할 수 있게 되어 정밀의학에 많은 기여를 할 것으로 기대된다.

3.1. 장기-온-칩

장기-온-칩(organ-on-chip)은 작은 크기의 칩 위에 장기를 구현하고자 세포, 재료, 신호를 복합적으로 사용하여 만들어낸 인공 장기 모사체의 대표적인 예이며, 바이오 기술뿐 아니라 칩을 제작하기 위한 기계 공학, 전기전자 공학적 미세 공정(microfabrication) 기술을 기반으로 한다. 실제 체내의 세포가 인지하고 작용하는 공간은 수십, 수백 마이크로 단위로 이러한 미세환경에서 세포를 키우고 조직을 만듦으로써 실제와 비슷한 구조와 생리학적 특성을 나타나게 하는 것이 본 기술의 목적이다.

장기-온-칩 기술은 특히 단순한 3차원 세포 배양으로는 구현하기 힘든 조직내 미세 구조를 형성할 수 있고 규격화된 칩 내에서 조직화가 발생하기 때문에 실험의 결과 분석과 실시간 조직 모사체의 변화를 확인하기에 용이하다. 또한, 마이크로 단위로 세포를 배양하기 때문에 장기-온-칩 제작은 매우 적은 양의 세포나 시료를 필요로 한다. 규격화되고 균일한 생체 모사 시스템을 기반으로 경제적인 물질 평가가 가능한 장기-온-칩은 효율적 약물 개발 평가가 필수적인 제약, 식음료 등의 산업 분야에서 많은 수요가 발생하고 있다. 특히, 최근 들어 전 세계적으로 화장품, 신약, 치료술 개발에 있어 동물 실험을 최소화하려는 움직임이 활발하여 앞으로 장기-온-칩을 활용하는 기술의 발전이 더욱 활발해질 것으로 예상된다.

3.2. 오가노이드

오가노이드는 실제 장기의 구조와 기능을 모사할 수 있는 소형화된 장기유사체로 줄기세포의 3차원 배양을 통해 제작된다. 배양조건이 까다롭긴 하지만 줄기세포의 분화 및 증식 능력의 조절을 통해 실제의 조직 발달 과정을 모사함으로써 인공 장기를 만들어내는 최첨단의 기술이다. 단순히 세포를 뭉쳐 3차원으로 배양하던 세포집합체(aggregate)와 달리 스스로 구조화가 가능하고 더 복잡한 구조로 발전이 가능한 경우 오가노이드의 범주에 들 수 있고 기존의 2차원, 3차원 배양을 통해 얻어진 세포, 구조체에 비해 뛰어난 조직 특이적 기능과 생리적 특성을 보인다.

오가노이드가 많은 각광을 받는 이유는 무궁무진한 응용성과 기존에는 알 수 없었던 현상이나 기전을 밝히는 데 매우 유용하기 때문이다. 오가노이드는 장기의 발달과정을 모사하는 성장을 보이기 때문에 질환의 발달, 치료 기전의 규명에 활용이 가능하다. 특히, 우수한 구조적, 기능적 장기 모사 특성은 기존 세포 배양 기술 기반의 질환 모델링에서

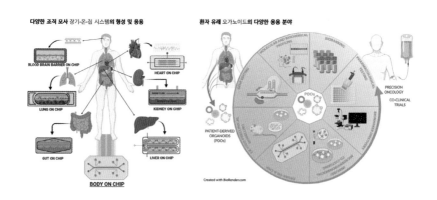

그림 4. 다양한 장기를 칩 내에 구현하는 장기-온-칩 기술과 오가노이드를 이용한 장기 모사 기술 및 이의 의공학적 응용 기술(출처: BioChip J., 17, 1-23(2023), J. Exp. Clin. Cancer Res., Special issue ToC(2023))

는 구현하지 못하는 실제 조직에서의 약물 반응 등을 확인할 수 있어 신약 개발과 독성 평가에 있어 매우 높은 활용도를 지닌다. 더욱이 환자유래 줄기세포를 이용하여 환자 맞춤형 인공 장기의 제작이 가능하기 때문에 환자 특이적인 약물 스크리닝 시스템 개발에 가장 중요한 요소 기술로 자리잡을 것으로 예상된다.

최근에는 오가노이드를 기반으로 치료능이 개선된 이식 치료술에 대한 기술 개발 수요가 늘어나고 있으며 오가노이드의 균일한 생산, 대량 생산과 더욱 고도화된 오가노이드 제작을 위해 조직공학용 기술들이 도입이 활발하다. 또한, 다양한 장기 모사 오가노이드의 융합을 통해 한 가지의 장기가 아닌 장기 접합부, 더욱 복잡한 형태의 오가노이드 융합 기술도 개발되고 있어 추후에는 재생의료 및 정밀의학 분야에 있어 핵심적인 역할을 할 것으로 예상된다.

4. 결론

　우리 몸은 선천적으로 자연 치유기능을 갖는다. 하지만 손상의 범위가 넓고 정도가 심한 경우는 자연적인 조직의 재생이 불가하기 때문에 기능적, 구조적 손상을 대체할 수 있는 치료술이 필요하다. 공상과학 영화에서처럼 인공장기를 만들어 장기 이식이 필요한 환자에게 맞춤형으로 제공을 한다거나 나에게 맞는 맞춤형 약물 개발이 이루어진다면 다양한 질병과 부작용으로 고통받는 수많은 환자들에게 큰 희망이 될 것이다. 첨단 공학 기술의 지속적인 발달은 전통적인 조직공학과 재생의료 기술의 도약에 매우 큰 역할을 하고 있으며 머지않아 환자 맞춤형 정밀의학 시장에서 놀라운 치료기술과 성과를 가져올 것으로 기대한다.

참고문헌

1. 대규모 뇌기능 영상 데이터와 실생활 모사 과제

Barch, D. M. Barch, Burgess, G. C., Harms, M. P., Petersen, S. E., Schlaggar, B. L., Corbetta, M., Glasser, M., Cjrtkss, S., Dixit, S., Feldt, C., et al.(2013). Function in the human connectome: task-fMRI and individual differences in behavior. *Neuroimage*, 80, 169-189.

Byrge, L., Kliemann, D., He, Y., Cheng, H., Tyszka, J. M., Adolphs, R., Kennedy, D. P.(2022). Video-evoked fMRI BOLD responses are highly consistent across different data acquisition sites. *Human brain mapping*, 43(9), 2972-2991.

Castellanos, F. X., Di Martino, A., Craddock, R. C., Mehta, A. D., Milham, M. P.(2013). Clinical applications of the functional connectome. *Neuroimage, 80*, 527-540.

Chang, L. J., Jolly, E., Cheong, J. H., Rapuano, K., Greenstein, N., Chen, P. H. A., Manning, J. R.(2018). Endogenous variation in ventromedial prefrontal cortex state dynamics during naturalistic viewing reflects affective experience. *BioRxiv*, 487892.

Cole, M. W., Reynolds, J. R., Power, J. D., Repovs, G., Anticevic, A., Braver, T. S.(2013). Multi-task connectivity reveals flexible hubs for adaptive task control. *Nature neuroscience*, 16(9), 1348.

Ekstrom, A. D., Kahana, M. J., Caplan, J. B., Fields, T. A., Isham, E. A., Newman, E. L., Fried, I.(2003). Cellular networks underlying human spatial navigation. *Nature, 425*(6954), 184–188.

Epstein, R. A., Patai, E. Z., Julian, J. B., Spiers, H. J.(2017). The cognitive map in humans: Spatial navigation and beyond. *Nature Neuroscience*, 20(11), 1504–1513.

Finn, E. S., Shen, X., Scheinost, D., Rosenberg, M. D., Huang, J., Chun, M. M., Papademetris, X., Constable, R. T.(2015). Functional connectome fingerprinting: identifying individuals using patterns of brain connectivity. *Nature neuroscience*, 18(11), 1664.

Finn, E. S., Glerean, E., Khojandi, A. Y., Nielson, D., Molfese, P. J., Handwerker, D. A., Bandettini, P. A.(2019). Idiosynchrony: From shared responses to individual differences during naturalistic neuroimaging. *PsyArXiv*, https://doi.org/10.31234/osf.io/yeu89

Gratton, C., Braga, R. M.(2021). Editorial overview: Deep imaging of the individual brain: past, practice, and promise. *Current Opinion in Behavioral Sciences*, 40, iii–vi.

Hasson, U., Malach, R., Heeger, D. J.(2010). Reliability of cortical activity during natural stimulation. *Trends in cognitive sciences*, 14(1), 40-48.

Hasson, U., Honey, C. J.(2012). Future trends in Neuroimaging: Neural processes as expressed within real-life contexts. *NeuroImage, 62*(2), 1272–1278.

Haynes, J.-D., Rees, G.(2005). Predicting the orientation of invisible stimuli from activity in human primary visual cortex. *Nature Neuroscience, 8*(5), 686–691.

Jääskeläinen, I. P., Pajula, J., Tohka, J., Lee, H. J., Kuo, W. J., Lin, F. H.(2016). Brain hemodynamic activity during viewing and re-viewing of comedy movies explained by experienced humor. *Scientific reports, 6*, 27741.

Kamitani, Y., Tong, F.(2005). Decoding the visual and subjective contents of the human brain. *Nature Neuroscience, 8*(5), 679–685.

Kay, K. N., Bonnen, K., Denison, R. N., Arcaro, M. J., Barack, D. L.(2023). Tasks and their role in visual neuroscience. *Neuron, 111*(11), 1697-1713.

Kelly, C., Biswal, B. B., Craddock, R. C., Castellanos, F. X., Milham, M. P.(2012). Characterizing variation in the functional connectome: promise and pitfalls. *Trends in cognitive sciences*, 16(3), 181-188.

Meunier, D., Achard, S., Morcom, A., Bullmore, E.(2009). Age-related changes in modular organization of human brain functional networks. *Neuroimage, 44*(3), 715-723.

Mobbs, D., Wise, T., Suthana, N., Guzmán, N., Kriegeskorte, N., Leibo, J. Z.(2021). Promises and challenges of human computational ethology. *Neuron, 109*(14), 2224–2238.

Naselaris, T., Kay, K. N., Nishimoto, S., Gallant, J. L.(2011). Encoding and decoding in fMRI. *Neuroimage, 56*(2), 400-410.

Naselaris, T., Allen, E., Kay, K.(2021). Extensive sampling for complete models of individual brains. *Current Opinion in Behavioral Sciences, 40*, 45-51.

Nishimoto, S., Vu, A. T., Naselaris, T., Benjamini, Y., Yu, B., Gallant, J. L.(2011). Reconstructing Visual Experiences from Brain Activity Evoked by Natural Movies. *Current Biology, 21*(19), 1641–1646.

Nummenmaa, L., Glerean, E., Viinikainen, M., Jääskeläinen, I. P., Hari, R., Sams, M.(2012). Emotions promote social interaction by synchronizing brain activity across individuals. *Proceedings of the National Academy of Sciences, 109*(24), 9599-9604.

Ozcelik, F., VanRullen, R.(2023). Brain-Diffuser: Natural scene reconstruction from fMRI signals using generative latent diffusion. arXiv preprint arXiv:2303.05334.

Parker, P. R., Brown, M. A., Smear, M. C., Niell, C. M.(2020). Movement-related signals in sensory areas: Roles in natural behavior. *Trends in Neurosciences, 43*(8), 581–595.

Power, J. D., Barnes, K. A., Snyder, A. Z., Schlaggar, B. L., Petersen, S. E.(2012). Spurious but systematic correlations in functional connectivity MRI networks arise from subject motion. *Neuroimage, 59*(3), 2142-2154.

Rosenberg, M. D., Finn, E. S., Scheinost, D., Papademetris, X., Shen, X., Constable, R. T., Chun, M. M.(2016). A neuromarker of sustained attention from whole-brain functional connectivity. *Nature neuroscience, 19*(1), 165.

Raichle, M. E.(2010). Two views of brain function. *Trends in cognitive sciences, 14*(4), 180-190.

Stringer, C., Pachitariu, M., Steinmetz, N., Reddy, C. B., Carandini, M., Harris, K. D.(2019). Spontaneous behaviors drive multidimensional, brainwide activity. *Science, 364*(6437), eaav7893.

Takagi, Y., Nishimoto, S.(2022). High-resolution image reconstruction with latent diffusion models from human brain activity. bioRxiv, 2022-11.

Tei, S., Kauppi, J. P., Fujino, J., Jankowski, K. F., Kawada, R., Murai, T., Takahashi, H.(2019). Inter-subject correlation of temporoparietal junction activity is associated with conflict patterns during flexible decision-making. *Neuroscience research, 144*, 67-70.

Vanderwal, T., Kelly, C., Eilbott, J., Mayes, L. C., Castellanos, F. X.(2015). Inscapes: A movie paradigm to improve compliance in functional magnetic resonance imaging. *Neuroimage, 122*, 222-232.

2. 계산정신의학 방법론

N. Sestan, M. W. State, Lost in Translation: Traversing the Complex Path from Genomics to Therapeutics in Autism Spectrum Disorder. *Neuron. 100*, 406–423(2018).

M. V. Lombardo, M.-C. Lai, S. Baron-Cohen, Big data approaches to decomposing heterogeneity across the autism spectrum. Mol. *Psychiatry. 24*, 1435–1450(2019).

R. Uher, A. Zwicker, Etiology in psychiatry: embracing the reality of poly-gene-environmental causation of mental illness. *World Psychiatry. 16*, 121–129(2017).

N. Kriegeskorte, P. K. Douglas, Cognitive computational neuroscience. Nat. *Neurosci. 21*, 1148–1160(2018).

Q. J. M. Huys, T. V. Maia, M. J. Frank, Computational psychiatry as a bridge from neuroscience to clinical applications. Nat. *Neurosci. 19*, 404–413(2016).

J. M. Fuster, Upper processing stages of the perception-action cycle. *Trends Cogn. Sci. 8*, 143–145(2004).

R. Ratcliff, A theory of memory retrieval. *Psychol. Rev. 85*, 59–108(1978).

Bayesian brain. *MIT Press*(2021),(available at https://mitpress.mit.edu/9780262516013/bayesian-brain/).

M. Botvinick, S. Ritter, J. X. Wang, Z. Kurth-Nelson, C. Blundell, D. Hassabis, Reinforcement learning, fast and slow. *Trends Cogn. Sci. 23*, 408–422(2019).

M. Shinn, N. H. Lam, J. D. Murray, A flexible framework for simulating and fitting generalized drift-diffusion models. *Elife. 9*, e56938(2020).

M. C. Vinding, J. K. Lindeløv, Y. Xiao, R. C. K. Chan, T. A. Sørensen, Volition in prospective Memory: Evidence against differences between free and fixed target events. Conscious. *Cogn. 94*, 103175(2021).

A. Pirrone, A. Dickinson, R. Gomez, T. Stafford, E. Milne, Understanding perceptual judgment in autism spectrum disorder using the drift diffusion model. *Neuropsychology. 31*, 173–180(2017).

A. A. Moustafa, S. Kéri, Z. Somlai, T. Balsdon, D. Frydecka, B. Misiak, C. White, Drift diffusion model of reward and punishment learning in schizophrenia: Modeling and experimental data. Behav. *Brain Res. 291*, 147–154(2015).

M. Schneebeli, H. Haker, A. Rüesch, N. Zahnd, S. Marino, G. Paolini, S. Iglesias, F. H. Petzschner, K. E. Stephan, Disentangling "Bayesian brain" theories of autism spectrum disorder. *bioRxiv*(2022), p. 2022.02.07.22270242, , doi:10.1101/2022.02.07.22270242.

E. Pellicano, D. Burr, When the world becomes "too real": a Bayesian explanation of autistic perception. *Trends Cogn. Sci. 16*, 504–510(2012).

K. Juechems, C. Summerfield, Where does value come from? *Trends Cogn. Sci. 23*, 836–850(2019).

D. A. Pizzagalli, A. L. Jahn, J. P. O'Shea, Toward an objective characterization of an anhedonic phenotype: a signal-detection approach. *Biol. Psychiatry. 57*, 319–327(2005).

C. G. Costello, Depression: Loss of reinforcers of loss of reinforcer effectiveness? *Behav. Ther. 3*, 240–247(1972).

J. B. Henriques, J. M. Glowacki, R. J. Davidson, Reward fails to alter response bias in depression. J. Abnorm. *Psychol. 103*, 460–466(1994).

L. M. Bylsma, B. H. Morris, J. Rottenberg, A meta-analysis of emotional reactivity in major depressive disorder. Clin. *Psychol. Rev. 28*, 676–691(2008).

J. D. Steele, P. Kumar, K. P. Ebmeier, Blunted response to feedback information in depressive illness. *Brain. 130*, 2367–2374(2007).

Q. J. Huys, D. A. Pizzagalli, R. Bogdan, P. Dayan, Mapping anhedonia onto reinforcement learning: a behavioural meta-analysis. Biol. *Mood Anxiety Disord. 3*, 12(2013).

R. Chowdhury, M. Guitart-Masip, C. Lambert, P. Dayan, Q. Huys, E. Düzel, R. J. Dolan, Dopamine restores reward prediction errors in old age. Nat. *Neurosci. 16*, 648–653(2013).

N. D. Volkow, J. S. Fowler, G.-J. Wang, F. Telang, R. Baler, "8.3 imaging dopamine's role in drug abuse and addiction" in *Dopamine Handbook*(Oxford University PressNew York, 2009), pp. 407–418.

P. Dayan, Dopamine, reinforcement learning, and addiction. *Pharmacopsychiatry. 42 Suppl 1*, S56–65(2009).

A. D. Redish, Addiction as a computational process gone awry. Science. 306, 1944–1947(2004).

J. D. Murray, M. Demirtaş, A. Anticevic, Biophysical modeling of large-scale brain dynamics and applications for computational psychiatry. Biol. Psychiatry Cogn. *Neurosci. Neuroimaging. 3*, 777–787(2018).

C. Cakan, N. Jajcay, K. Obermayer, Neurolib: A simulation framework for whole-brain neural mass modeling. *Cognit. Comput. 15*, 1132–1152(2023).

P. Sanz-Leon, S. A. Knock, A. Spiegler, V. K. Jirsa, Mathematical framework for large-scale brain network modeling in The Virtual Brain. *Neuroimage. 111*, 385–430(2015).

G. J. Yang, J. D. Murray, G. Repovs, M. W. Cole, A. Savic, M. F. Glasser, C. Pittenger, J. H. Krystal, X.-J. Wang, G. D. Pearlson, D. C. Glahn, A. Anticevic, Altered global brain signal in schizophrenia. Proc. Natl. Acad. Sci. U. S. A. 111, 7438–7443(2014).

R. Gao, P. Penzes, Common mechanisms of excitatory and inhibitory imbalance in schizophrenia and autism spectrum disorders. Curr. Mol. *Med. 15*, 146–167(2015).

H. R. Kim, D. E. Angelaki, G. C. DeAngelis, A Functional Link between MT Neurons and Depth Perception Based on Motion Parallax. J. *Neurosci. 35*, 2766–2777(2015).

V. Mnih, K. Kavukcuoglu, D. Silver, A. A. Rusu, J. Veness, M. G. Bellemare, A. Graves, M. Riedmiller, A. K. Fidjeland, G. Ostrovski, et al. Hassabis, Human-level control through deep reinforcement learning. *Nature. 518*, 529–533(2015).

R. S. Sutton, A. G. Barto, Reinforcement learning: an introduction(MIT Press, Cambridge, Mass. [u.a., 2010).

E. L. Thorndike, Animal Intelligence: Experimental Studies(Macmillan, 1911).

B. F. Skinner, The behavior of organisms: an experimental analysis(Appleton-Century, Oxford, England, 1938), The behavior of organisms: an experimental analysis.

W. Penfield, E. Boldrey, Somatic Motor and Sensory Representation in the Cerebral Cortex of Man as Studied by Electrical Stimulation. *Brain. 60*, 389–443(1937).

J. Olds, P. Milner, Positive reinforcement produced by electrical stimulation of septal area and other regions of rat brain. *J Comp Physiol Psychol. 47*, 419–427(1954).

F. Crick, The impact of molecular biology on neuroscience. Philos Trans R Soc Lond B Biol Sci. 354, 2021–2025(1999).

E. S. Boyden, F. Zhang, E. Bamberg, G. Nagel, K. Deisseroth, Millisecond-timescale, genetically targeted optical control of neural activity. *Nature Neuroscience. 8*, 1263(2005).

C. M. Bäckman, N. Malik, Y. Zhang, L. Shan, A. Grinberg, B. J. Hoffer, H. Westphal, A. C. Tomac, Characterization of a mouse strain expressing Cre recombinase from the 3' untranslated region of the dopamine transporter locus. *Genesis. 44*, 383–390(2006).

K. M. Kim, M. V. Baratta, A. Yang, D. Lee, E. S. Boyden, C. D. Fiorillo, Optogenetic Mimicry of the Transient Activation of Dopamine Neurons by Natural Reward Is Sufficient for Operant Reinforcement. PLoS ONE. 7, e33612(2012).

M. S. Szczypka, M. A. Rainey, D. S. Kim, W. A. Alaynick, B. T. Marck, A. M. Matsumoto, R. D. Palmiter, Feeding behavior in dopamine-deficient mice. PNAS. 96, 12138–12143(1999).

D. W. Schultz, A. Ruffieux, P. Aebischer, The activity of pars compacta neurons of the monkey substantia nigra in relation to motor activation. *Exp Brain Res. 51*, 377–387(1983).

W. Schultz, P. Dayan, P. R. Montague, A Neural Substrate of Prediction and Reward. *Science. 275*, 1593–1599(1997).

P. Waelti, A. Dickinson, W. Schultz, Dopamine responses comply with basic assumptions of formal learning theory. *Nature. 412*, 43–48(2001).

M. Matsumoto, O. Hikosaka, Two types of dopamine neuron distinctly convey positive and negative motivational signals. *Nature. 459*, 837–841(2009).

M. Watabe-Uchida, N. Uchida, Multiple Dopamine Systems: Weal and Woe of Dopamine. Cold Spring Harb Symp Quant Biol. 83, 83–95(2018).

M. Azcorra, Z. Gaertner, C. Davidson, Q. He, H. Kim, S. Nagappan, C. K. Hayes, C. Ramakrishnan, L. Fenno, Y. S. Kim, et al. Unique functional responses differentially map onto genetic subtypes of dopamine neurons. *Nat Neurosci, 1–13*(2023).

Arbib MA(2018) From cybernetics to brain theory, and more: A memoir. *Cogn Syst Res 50*:83–145.

Banino A et al.(2018) Vector-based navigation using grid-like representations in artificial agents. *Nature 557*:429–433.

Constantinescu AO, O'Reilly JX, Behrens TEJ(2016) Organizing conceptual knowledge in humans with a gridlike code. *Science 352*:1464–1468.

Hafting T, Fyhn M, Molden S, Moser M-B, Moser EI(2005) Microstructure of a spatial map in the entorhinal cortex. *Nature 436*:801–806.

Heeger DJ(1992) Normalization of cell responses in cat striate cortex. Vis Neurosci 9:181–197.

Hochreiter S, Schmidhuber J(1997) Long short-term memory. *Neural Comput 9*:1735–1780.

Hong H, Yamins DLK, Majaj NJ, DiCarlo JJ(2016) Explicit information for category-orthogonal object properties increases along the ventral stream. *Nat Neurosci 19*:613–622.

Hubel DH, Wiesel TN(1962) Receptive fields, binocular interaction and functional architecture in the cat's visual cortex. *J Physiol 160*:106–154.

Krizhevsky A, Sutskever I, Hinton GE(2012) ImageNet classification with deep convolutional neural networks. Advances in Neural Information Processing Systems:1097–1105.

LeCun Y, Boser B, Denker J, Henderson D, Howard R, Hubbard W, Jackel L(1989) Handwritten digit recognition with a back-propagation network. Adv Neural Inf Process Syst

Ljungberg T, Apicella P, Schultz W(1992) Responses of monkey dopamine neurons during learning of behavioral reactions. *J Neurophysiol 67*:145–163.

McCulloch WS, Pitts W(1943) A logical calculus of the ideas immanent in nervous activity. *Bull Math Biophys 5*:115–133.

Mnih V, Kavukcuoglu K, Silver D, Rusu AA, Veness J, Bellemare MG, Graves A, Riedmiller M, Fidjeland AK, Ostrovski G, Petersen S, Beattie C, Sadik A, Antonoglou I, King H, Kumaran D, Wierstra D, Legg S, Hassabis D(2015) Human-level control through deep reinforcement learning. *Nature 518*:529–533.

Null N et al.(2022) Human-level play in the game of Diplomacy by combining language models with strategic reasoning. *Science 378*:1067–1074.

O'Keefe J, Nadel L(1978) *The Hippocampus as a Cognitive Map.* Clarendon Press.

Riesenhuber M, Poggio T(1999) Hierarchical models of object recognition in cortex. *Nat Neurosci 2*:1019–1025.

Rumelhart DE, Hinton GE, Williams RJ(1986) Learning representations by back-propagating errors. *Nature 323*:533–536.

Sawaguchi T, Goldman-Rakic PS(1991) D1 dopamine receptors in prefrontal cortex: involvement in working memory. *Science 251*:947–950.

Schneider SM, Morris EK(1987) A history of the term radical behaviorism: From Watson to Skinner. *Behav Anal 10*:27–39.

Schultz W, Dayan P, Montague PR(1997) A neural substrate of prediction and reward. *Science 275*:1593–1599.

Semedo JD, Zandvakili A, Machens CK, Yu BM, Kohn A(2019) Cortical Areas Interact through a

Communication Subspace. *Neuron 102*:249–259.e4.

Silver D et al.(2016) Mastering the game of Go with deep neural networks and tree search. *Nature 529*:484–489.

Sylwestrak EL, Jo Y, Vesuna S, Wang X, Holcomb B, Tien RH, Kim DK, Fenno L, Ramakrishnan C, Allen WE, Chen R, Shenoy KV, Sussillo D, Deisseroth K(2022) Cell-type-specific population dynamics of diverse reward computations. *Cell 185*:3568–3587.e27.

Tolman EC, Honzik CH(1930) Introduction and removal of reward, and maze performance in rats. *Publ Psychol 4*:257–275.

Warwick K, Shah H(2016) Can machines think? A report on Turing test experiments at the Royal Society. J Exp Theor Artif Intell 28:989–1007.

Yamins DLK, Hong H, Cadieu CF, Solomon EA, Seibert D, DiCarlo JJ(2014) Performance-optimized hierarchical models predict neural responses in higher visual cortex. Proc Natl Acad Sci U S A 111:8619–8624.

Zenke F, Bohté SM, Clopath C, Comşa IM, Göltz J, Maass W, Masquelier T, Naud R, Neftci EO, Petrovici MA, Scherr F, Goodman DFM(2021) Visualizing a joint future of neuroscience and neuromorphic engineering. *Neuron 109*:571–575.

Zhu J-J, Jiang J, Yang M, Ren ZJ(2023) ChatGPT and Environmental Research. Environ Sci Technol Available at: https://doi.org/10.1021/acs.est.3c01818.

5. 뇌기반 통증 바이오마커의 현재와 미래

R. C. Coghill, The Distributed Nociceptive System: A Framework for Understanding Pain. *Trends Neurosci.*(2020), doi:10.1016/j.tins.2020.07.004.

K. D. Davis, M. L. Wood, A. P. Crawley, D. J. Mikulis, fMRI of human somatosensory and cingulate cortex during painful electrical nerve stimulation. *Neuroreport. 7*, 321–325(1995).

A. S. Greene, X. Shen, S. Noble, C. Horien, C. A. Hahn, J. Arora, F. Tokoglu, M. N. Spann, C. I. Carrión, D. S. Barron, et al. Constable, Brain–phenotype models fail for individuals who defy sample stereotypes. *Nature, 1–10*(2022).

M. E. Hoeppli, H. Nahman-Averbuch, W. A. Hinkle, E. Leon, J. Peugh, M. Lopez-Sola, C. D. King, K. R. Goldschneider, R. C. Coghill, Dissociation between individual differences in self-reported pain intensity and underlying fMRI brain activation. Nat. *Commun. 13*, 3569(2022).

L. Kohoutová, J. Heo, S. Cha, S. Lee, T. Moon, T. D. Wager, C.-W. Woo, Toward a unified framework for interpreting machine-learning models in neuroimaging. Nat. *Protoc.*(2020), doi:10.1038/s41596-019-0289-5.

S. Marek, B. Tervo-Clemmens, F. J. Calabro, D. F. Montez, B. P. Kay, A. S. Hatoum, M. R. Donohue, W. Foran, R. L. Miller, T. J. Hendrickson, et al. Dosenbach, Reproducible brain-wide association studies require thousands of individuals. *Nature*(2022), doi:10.1038/s41586-022-04492-9.

S. Ogawa, D. W. Tank, R. Menon, J. M. Ellermann, S. G. Kim, H. Merkle, K. Ugurbil, Intrinsic signal changes accompanying sensory stimulation: functional brain mapping with magnetic resonance imaging. Proc. Natl. Acad. Sci. U. S. A. 89, 5951–5955(1992).

T. Spisak, B. Kincses, F. Schlitt, M. Zunhammer, T. Schmidt-Wilcke, Z. T. Kincses, U. Bingel, Pain-free resting-state functional brain connectivity predicts individual pain sensitivity. Nat. *Commun. 11*, 187(2020).

I. Tracey, C. J. Woolf, N. A. Andrews, Composite Pain Biomarker Signatures for Objective Assessment and Effective Treatment. *Neuron. 101*, 783–800(2019).

T. D. Wager, Atlas, Lauren Y, M. a. Lindquist, M. Roy, C.-W. Woo, E. Kross, An fMRI-based neurologic signature of physical pain. N. Engl. J. Med. 368, 1388–1397(2013).

C.-W. Woo, L. J. Chang, M. A. Lindquist, T. D. Wager, Building better biomarkers: brain models in translational neuroimaging. Nat. *Neurosci. 20*, 365–377(2017).

C.-W. Woo, L. Schmidt, A. Krishnan, M. Jepma, M. Roy, M. A. Lindquist, Atlas, Lauren Y., T. D. Wager, Quantifying cerebral contributions to pain beyond nociception. Nat. *Commun. 8*, 14211(2017).

6. 퇴행성 뇌질환 뇌영상과 정밀의료

Park M, Moon WJ. Structural MR imaging in the diagnosis of Alzheimer's disease and other neurodegenera- tive dementia: current imaging approach and future perspectives. Korean *J Radiol 2016*;17:827-845

Montagne A, Zhao Z, Zlokovic BV. Alzheimer's disease: a matter of blood-brain barrier dysfunction? *J Exp Med 2017*;214:3151-3169

Bowman GL, Kaye JA, Moore M, Waichunas D, Carlson NE, Quinn JF. Blood-brain barrier impairment in Al- zheimer disease: stability and functional significance. *Neurology 2007*;68:1809-1814

Nation DA, Sweeney MD, Montagne A, Sagare AP, D'Orazio LM, Pachicano M, et al. Blood-brain barrier break- down is an early biomarker of human cognitive dysfunction. *Nat Med 2019*;25:270-276

Bohr T, Hjorth PG, Holst SC, et al. The glymphatic system: current understanding and modeling. iScience 2022;25:104987. https://doi. org/10.1016/j.isci.2022.104987.

Klostranec JM, Vucevic D, Bhatia KD, et al. Current concepts in intra- cranial interstitial fluid transport and the glymphatic system: part II- imaging techniques and clinical applications. *Radiology 2021*;301:516- 532. https://doi.org/10.1148/radiol.2021204088.

Ringstad G, Valnes LM, Dale AM, et al. Brain-wide glymphatic enhancement and clearance in humans assessed with MRI. *JCI Insight 2018*;3:e121537. https://doi.org/10.1172/jci. insight.121537

Ujiie M, Dickstein DL, Carlow DA, Jefferies WA. Blood-brain barrier permeability precedes senile plaque for- mation in an Alzheimer disease model. *Microcirculation 2003*;10:463-470

Grinberg LT, Thal DR. Vascular pathology in the aged human brain. *Acta Neuropathol 2010*;119:277-290

Sengillo JD, Winkler EA, Walker CT, Sullivan JS, Johnson M, Zlokovic BV. Deficiency in mural vascular cells coincides with blood-brain barrier disruption in Alzheimer's disease. *Brain Pathol 2013*;23:303-310

Halliday MR, Rege SV, Ma Q, Zhao Z, Miller CA, Winkler EA, et al. Accelerated pericyte degeneration and blood- brain barrier breakdown in apolipoprotein E4 carriers with Alzheimer's disease. *J Cereb Blood Flow Metab 2016*;36:216-227

Bors L, Tóth K, Tóth EZ, Bajza Á, Csorba A, Szigeti K, et al. Age-dependent changes at the blood-brain barrier. A comparative structural and functional study in young adult and middle aged rats. *Brain Res Bull 2018*;139: 269-277

Rasmussen MK, Mestre H, Nedergaard M. Fluid transport in the brain. *Physiol Rev 2022*;102:1025-1151. https://doi.org/10.1152/phys- rev.00031.2020.

Wen Q, Tong Y, Zhou X, Dzemidzic M, Ho CY, Wu YC. Assessing pul- satile waveforms of paravascular cerebrospinal fluid dynamics within the glymphatic pathways using dynamic diffusion-weighted imaging(dDWI). Neuroimage 2022;260:119464. https://doi.org/10.1016/j.neu- roimage.2022.119464.

Han F, Chen J, Belkin-Rosen A, et al. Reduced coupling between cere- brospinal fluid flow and global brain activity is linked to Alzheimer disease-related pathology. *PLoS Biol 2021*;19:e3001233. https://doi. org/10.1371/journal.pbio.3001233.

Bowman GL, Dayon L, Kirkland R, Wojcik J, Peyratout G, Severin IC, et al. Blood-brain barrier breakdown, neuroinflammation, and cognitive decline in older adults. *Alzheimers Dement 2018*;14:1640-1650

C. A. Mistretta et al., "3D time-resolved contrast-enhanced MR DSA: Advantages and tradeoffs," Magn. Reson. *Med., vol. 40*, no. 4, pp. 571–581, Oct. 1998.

Park S., Kim E., Sohn CH, and Park J., "Dynamic contrast-enhanced MR angiography exploiting subspace projection for robust angiogram separation," IEEE Trans. *Med. Imag., vol. 36*, no. 2, pp. 584–595, Feb. 2017.

Park JS, Lim E, Choi SH, Sohn CH, Lee J, Park J, "Model-Based High-Definition Dynamic Contrast Enhanced MRI for Concurrent Estimation of Perfusion and Permeability", *Med Imag Anal, 2020* Jan;59:101566. doi: 10.1016/j.media.2019.101566

Park JS, Choi SH, Sohn CH, Park J, "Joint Reconstruction of Vascular Structure and Function Maps in Dynamic Contrast Enhanced MRI using Vascular Heterogeneity Priors", *IEEE Trans Med, 2021*, doi:10.1109/TMI.2021.3104016

Eyal E. et al., "Principal component analysis of dynamic contrast enhanced MRI in human prostate cancer," Invest. *Radiol., vol. 45*, no. 4, pp. 174–181, Apr. 2010.

Yoo SS, Choi BJ, Han JY, Kim HH, "Independent component analysis for the examination of dynamic contrast-enhanced breast magnetic resonance imaging data: Preliminary study," *Investigative Radiol., vol. 37*, no. 12, pp. 647–654, 2002.

Venianaki M et al., "Pattern recognition and pharmacokinetic methods on DCE-MRI data for tumor hypoxia mapping in sarcoma," *Multimedia Tools Appl., vol. 77*, no. 8, pp. 9417–

9439, Apr. 2018.

Sourbron SP, Buckley DL, "Tracer kinetic modelling in MRI: Estimating perfusion and capillary permeability," Phys. *Med. Biol., vol. 57*, no. 2, pp. R1–R33, Jan. 2012.

Sourbron SP, Buckley DL, "Classic models for dynamic contrast-enhanced MRI," *NMR Biomed., vol. 26*, no. 8, pp. 1004–1027, May 2013.

Tofts PS, Kermode AG, "Measurement of the blood-brain barrier permeability and leakage space using dynamic MR imaging. 1. fundamental concepts," Magn. *Reson. Med., vol. 17*, no. 2, pp. 357–367, Feb. 1991.

St Lawrence KS, Lee TY, "An adiabatic approximation to the tissue homogeneity model for water exchange in the brain: I. Theoretical derivation," *J. Cerebral Blood Flow Metabolism, vol. 18*, no. 12, pp. 1365–1377, 1998.

Eide PK, Lashkarivand A, Hagen-Kersten ÅA, et al. Intrathecal con- trast-enhanced magnetic resonance imaging of cerebrospinal fluid dy- namics and glymphatic enhancement in idiopathic normal pressure hydrocephalus. Front Neurol 2022;13:857328. https://doi.org/10.3389/fneur.2022.857328.

Dillon WP. Intrathecal gadolinium: its time has come? *AJNR Am J Neuroradiol 2008*;29:3-4. https://doi.org/10.3174/ajnr.A0884.

Calvo N, Jamil M, Feldman S, Shah A, Nauman F, Ferrara J. Neurotox- icity from intrathecal gadolinium administration: case presentation and brief review. *Neurol Clin Pract 2020*;10.

Patel M, Atyani A, Salameh JP, McInnes M, Chakraborty S. Safety of intrathecal administration of gadolinium-based contrast agents: a sys- tematic review and meta-analysis. *Radiology 2020*;297:75-83.

Halvorsen M, Edeklev CS, Fraser-Green J, et al. Off-label intrathecal use of gadobutrol: safety study and comparison of administration pro- tocols. *Neuroradiology 2021*;63:51-61.

Lee S, Yoo RE, Choi SH, et al. Contrast-enhanced MRI T1 mapping for quantitative evaluation of putative dynamic glymphatic activity in the human brain in sleep-wake states. *Radiology 2021*;300:661-668. https://doi.org/10.1148/radiol.2021203784.

7. 바이오나노포토닉스 기술과 정밀의료

H. Liang, Q. Lin, X. Xie, Q. Sun, Y. Wang, L. Zhou, L. Liu, X. Yu, J. Zhou, T. F. J. N. l. Krauss, Ultrahigh numerical aperture metalens at visible wavelengths. *Nano Lett., 2018, 18*, 4460-4466.

H. Pahlevaninezhad, M. Khorasaninejad, Y.-W. Huang, Z. Shi, L. P. Hariri, D. C. Adams, V. Ding, A. Zhu, C.-W. Qiu, F. J. N. p. Capasso, Nano-optic endoscope for high-resolution optical coherence tomography in vivo. Nat. *Photonics. 2018, 12*, 540-547.

A. Bezryadina, J. Zhao, Y. Xia, X. Zhang, Z. J. A. n. Liu, High spatiotemporal resolution imaging with localized plasmonic structured illumination microscopy. *ACS nano. 2018, 12*, 8248-8254.

Y. Zhou, H. Zheng, I. I. Kravchenko, J. J. N. P. Valentine, Flat optics for image differentiation. Nat. *Photonics. 2020, 14,* 316-323.

Y. Luo, M. L. Tseng, S. Vyas, T.-Y. Hsieh, J.-C. Wu, S.-Y. Chen, H.-F. Peng, V.-C. Su, T.-T. Huang, H. Y. J. N. Kuo, Meta-lens light-sheet fluorescence microscopy for in vivo imaging. *Nanophotonics. 2022, 11,* 1949-1959.

M. J. A. Çulha, B. Chemistry.(Springer, 2015), vol. 407, pp. 8175-8176.

G. L. Liu, Y.-T. Long, Y. Choi, T. Kang, L. P. J. N. M. Lee, Quantized plasmon quenching dips nanospectroscopy via plasmon resonance energy transfer. Nat. *Methods. 2007, 4,* 1015-1017.

H. Xin, W. J. Sim, B. Namgung, Y. Choi, B. Li, L. P. J. N. c. Lee, Quantum biological tunnel junction for electron transfer imaging in live cells. Nat. Commun. 2019, 10, 3245.

J. K. J. B. j. o. c. p. Aronson, Biomarkers and surrogate endpoints. Br. J. Clin. *Pharmacol., 2005, 59,* 491.

R. M. J. E. B. Califf, Medicine, Biomarker definitions and their applications. Exp. *Biol., 2018, 243,* 213-221.

Y. Zhang, Y. Liu, H. Liu, W. H. J. C. Tang, bioscience, Exosomes: biogenesis, biologic function and clinical potential. *Cell. 2019, 9,* 1-18.

H. Valadi, K. Ekström, A. Bossios, M. Sjöstrand, J. J. Lee, J. O. J. N. c. b. Lötvall, Exosome-mediated transfer of mRNAs and microRNAs is a novel mechanism of genetic exchange between cells. Nat. *Cell Biol., 2007, 9,* 654-659.

Y. W. Yi, J. H. Lee, S.-Y. Kim, C.-G. Pack, D. H. Ha, S. R. Park, J. Youn, B. S. J. I. j. o. m. s. Cho, Advances in analysis of biodistribution of exosomes by molecular imaging. Int. *J. Mol. Sci., 2020, 21,* 665.

S. Gurung, D. Perocheau, L. Touramanidou, J. J. C. C. Baruteau, Signaling, The exosome journey: From biogenesis to uptake and intracellular signalling. *Cell Communication and Signaling. 2021, 19,* 1-19.

H. Im, H. Shao, Y. I. Park, V. M. Peterson, C. M. Castro, R. Weissleder, H. J. N. b. Lee, Label-free detection and molecular profiling of exosomes with a nano-plasmonic sensor. Nat. *Biotechnol., 2014, 32,* 490-495.

Y. Jahani, E. R. Arvelo, F. Yesilkoy, K. Koshelev, C. Cianciaruso, M. De Palma, Y. Kivshar, H. J. N. C. Altug, Imaging-based spectrometer-less optofluidic biosensors based on dielectric metasurfaces for detecting extracellular vesicles. Nat. *Commun. 2021, 12,* 3246.

K. Liang, F. Liu, J. Fan, D. Sun, C. Liu, C. J. Lyon, D. W. Bernard, Y. Li, K. Yokoi, M. H. J. N. b. e. Katz, Nanoplasmonic quantification of tumour-derived extracellular vesicles in plasma microsamples for diagnosis and treatment monitoring. Nat. *Biomed. Eng., 2017, 1,* 0021.

H. Shin, S. Oh, S. Hong, M. Kang, D. Kang, Y.-g. Ji, B. H. Choi, K.-W. Kang, H. Jeong, Y. J. A. n. Park, Early-stage lung cancer diagnosis by deep learning-based spectroscopic analysis of circulating exosomes. *ACS nano. 2020, 14,* 5435-5444.

W. Zheng, S. M. LaCourse, B. Song, D. K. Singh, M. Khanna, J. Olivo, J. Stern, J. N. Escudero, C. Vergara, F. J. N. b. e. Zhang, Diagnosis of paediatric tuberculosis by optically detecting two virulence factors on extracellular vesicles in blood samples. Nat. *Biomed. Eng., 2022,*

6, 979-991.

I. Kim, H. Kim, S. Han, J. Kim, Y. Kim, S. Eom, A. Barulin, I. Choi, J. Rho, L. P. J. A. M. Lee, Metasurfaces-driven Hyperspectral Imaging via Multiplexed Plasmonic Resonance Energy Transfer. Adv. *Mater.* *2023*, 2300229.

H. Kim, H. J. An, J. Park, Y. Lee, M. S. Kim, S. Lee, N. D. Kim, J. Song, I. J. N. C. Choi, Ultrasensitive and real-time optical detection of cellular oxidative stress using graphene-covered tunable plasmonic interfaces. *Nano Converg., 2022, 9,* 23.

B.-H. Kang, Y. Lee, E.-S. Yu, H. Na, M. Kang, H. J. Huh, K.-H. J. A. n. Jeong, Ultrafast and real-time nanoplasmonic on-chip polymerase chain reaction for rapid and quantitative molecular diagnostics. *ACS nano. 2021, 15,* 10194-10202.

J. Cheong, H. Yu, C. Y. Lee, J.-u. Lee, H.-J. Choi, J.-H. Lee, H. Lee, J. J. N. b. e. Cheon, Fast detection of SARS-CoV-2 RNA via the integration of plasmonic thermocycling and fluorescence detection in a portable device. Nat. *Biomed. Eng., 2020, 4,* 1159-1167.

M. Song, S. Hong, L. P. J. A. M. Lee, Multiplexed Ultrasensitive Sample-to-Answer RT-LAMP Chip for the Identification of SARS-CoV-2 and Influenza Viruses. Adv. *Mater. 2023, 35,* 2207138.

8. 경두개 뇌 치료 및 기능 변조를 위한 정밀 초음파 기술

G. E. Keles, B. Anderson, M. S. Berger, The effect of extent of resection on time to tumor progression and survival in patients with glioblastoma multiforme of the cerebral hemisphere. *Surgical Neurology. 52,* 371–379(1999).

R. Stupp, W. P. Mason, M. J. Van Den Bent, M. Weller, B. Fisher, M. J. B. Taphoorn, K. Bélanger, A. A. Brandes, C. Marosi, U. Bogdahn, J. Curschmann, R. C. Janzer, S. K. Ludwin, T. Gorlia, A. Allgeier, D. Lacombe, J. G. Cairncross, E. Eisenhauer, R. O. Mirimanoff, Radiotherapy plus Concomitant and Adjuvant Temozolomide for Glioblastoma. *The New England Journal of Medicine. 352,* 987–996(2005).

L. M. Jenkins, K. J. Drummond, D. Andrewes, Emotional and personality changes following brain tumour resection. *Journal of Clinical Neuroscience. 29,* 128–132(2016).

A. Régina, M. Demeule, A. Laplante, J. Jodoin, C. Dagenais, F. Berthelet, A. Moghrabi, R. Béliveau, Multidrug resistance in brain tumors: Roles of the blood-brain barrier. *Cancer and Metastasis Reviews. 20,* 13-25(2001).

M. Maschio, L. Dinapoli, A. Fabi, D. Giannarelli, T. Cantelmi, Cognitive rehabilitation training in patients with brain tumor-related epilepsy and cognitive deficits: a pilot study. *Journal of Neuro-oncology. 125,* 419–426(2015).

J. S. Perlmutter, J. W. Mink, DEEP BRAIN STIMULATION. *Annual Review of Neuroscience. 29,* 229–257(2006).

A. Benabid, A. Benazzouz, D. Hoffmann, P. Limousin, P. Krack, P. Pollak, Long-Term electrical inhibition of deep brain targets in movement disorders. *Movement Disorders. 13,* 119–125(2008).

K. Sillay, P. Larson, P. A. Starr, DEEP BRAIN STIMULATOR HARDWARE-RELATED INFECTIONS. *Neurosurgery. 62*, 360–367(2008).

M. A. Nitsche, L. G. Cohen, E. M. Wassermann, A. Priori, N. Lang, A. Antal, W. Paulus, F. Hummel, P. S. Boggio, F. Fregni, Á. Pascual-Leone, Transcranial direct current stimulation: State of the art 2008. *Brain Stimulation. 1*, 206–223(2008).

R. Sadleir, T. D. Vannorsdall, D. J. Schretlen, B. Gordon, Target optimization in transcranial direct current stimulation. *Frontiers in Psychiatry. 3*(2012).

V. Walsh, A. Cowey, Transcranial magnetic stimulation and cognitive neuroscience. Nature *Reviews Neuroscience. 1*, 73–80(2000).

J. Kubanek, Neuromodulation with transcranial focused ultrasound. *Neurosurgical Focus. 44*, E14(2018).

D. Thomas, E. E. Konofagou, Numerical study of a simple transcranial focused ultrasound system applied to blood-brain barrier opening. *IEEE Transactions on Ultrasonics Ferroelectrics and Frequency Control. 57*, 2637–2653(2010).

R. L. King, J. Brown, K. B. Pauly, Localization of Ultrasound-Induced In Vivo Neurostimulation in the Mouse Model. *Ultrasound in Medicine and Biology. 40*, 1512–1522(2014).

A. Bystritsky, A. Korb, P. K. Douglas, M. S. Cohen, W. P. Melega, A. P. Mulgaonkar, A. DeSalles, B.-K. Min, S. S. Yoo, A review of low-intensity focused ultrasound pulsation. *Brain Stimulation. 4*, 125–136(2011).

W. Legon, T. Sato, A. Opitz, J. L. Mueller, A. J. Barbour, A. Williams, W. J. Tyler, Transcranial focused ultrasound modulates the activity of primary somatosensory cortex in humans. *Nature Neuroscience. 17*, 322–329(2014).

J. J. Choi, M. Pernot, S. A. Small, E. E. Konofagou, Noninvasive, transcranial and localized opening of the blood-brain barrier using focused ultrasound in mice. *Ultrasound in Medicine and Biology. 33*, 95–104(2007).

N. Sheikov, N. McDannold, N. Vykhodtseva, F. A. Jólesz, K. Hynynen, Cellular mechanisms of the blood-brain barrier opening induced by ultrasound in presence of microbubbles. *Ultrasound in Medicine and Biology. 30*, 979–989(2004).

K. Wei, P.-C. Chu, H.-Y. J. Wang, C.-Y. Huang, P.-Y. Chen, H.-C. Tsai, Y.-J. Lu, P.-Y. Lee, I.-F. Tseng, L. Feng, P. Hsu, T. Yen, H.-L. Liu, Focused Ultrasound-Induced Blood–Brain Barrier opening to enhance temozolomide delivery for glioblastoma treatment: a preclinical study. *PLOS ONE. 8*, e58995(2013).

A. Fomenko, C. Neudorfer, R. F. Dallapiazza, S. K. Kalia, A. M. Lozano, Low-intensity ultrasound neuromodulation: An overview of mechanisms and emerging human applications. *Brain Stimulation. 11*, 1209–1217(2018).

C. E. Schutt, A. Tong, C. E. Schutt, S. C. Esener, S. H. Chalasani, Sonogenetics is a non-invasive approach to activating neurons in Caenorhabditis elegans. *Nature Communications. 6*(2015).

J. Lee, K. Ko, H. Shin, S. J. Oh, C. J. Lee, N. J. Chou, N. Choi, M. T. Oh, B. C. Lee, S. C. Jun, I. Cho, A MEMS ultrasound stimulation system for modulation of neural circuits with high spatial resolution in vitro. *Microsystems & Nanoengineering. 5*(2019).

S. J. Yoo, D. R. Mittelstein, R. C. Hurt, J. J. Lacroix, M. G. Shapiro, Focused ultrasound excites cortical neurons via mechanosensitive calcium accumulation and ion channel amplification. *Nature Communications. 13*(2022).

A. R. Rezai, M. Ranjan, P.-F. D'Haese, M. W. Haut, J. Carpenter, U. Najib, R. I. Mehta, J. L. Chazen, Z. Zibly, J. R. Yates, S. Hodder, M. G. Kaplitt, Noninvasive hippocampal blood-brain barrier opening in Alzheimer's disease with focused ultrasound. *Proceedings of the National Academy of Sciences of the United States of America. 117*, 9180–9182(2020).

W. J. Elias, D. Huss, T. Voss, J. Loomba, M. Khaled, E. Zadicario, R. C. Frysinger, S. A. Sperling, S. A. Wylie, S. J. Monteith, T. J. Druzgal, B. Shah, M. B. Harrison, M. Wintermark, A pilot study of focused ultrasound thalamotomy for essential tremor. *The New England Journal of Medicine. 369*, 640–648(2013).

G. T. Clement, K. Hynynen, A non-invasive method for focusing ultrasound through the human skull. *Physics in Medicine and Biology. 47*, 1219–1236(2002).

9. 신경보철을 통한 뇌 손상 후의 운동학습

C. S. Green, D. Bavelier. Exercising your brain: a review of human brain plasticity and training-induced learning. *Psychology and aging., 2008,* 23(4), 692.

T. O. Kitago, J.W. Krakauer. Motor learning principles for neurorehabilitation. *Handbook of clinical neurology., 2013, 1*(110), 93-103.

C. J. Winstein, A.S. Merians, K.J. Sullivan. Motor learning after unilateral brain damage. *Neuropsychologia., 1999, 37*(8), 975-87.

J. W. Krakauer. Motor learning: its relevance to stroke recovery and neurorehabilitation. *Current opinion in neurology. 2006, 19*(1), 84-90.

D. M. Wolpert, J. Diedrichsen, J.R. Flanagan. Principles of sensorimotor learning. *Nature reviews neuroscience., 2011, 12*(12), 739-51.

J. W. Krakauer, P. Mazzoni. Human sensorimotor learning: adaptation, skill, and beyond. *Current opinion in neurobiology. 2011, 21*(4), 636-44.

P. Malliou, K. Amoutzas, A. Theodosiou A. Gioftsidou, k. Mantis, T. Pylianidis, E. Kioumourtzoglou. Proprioceptive training for learning downhill skiing. *Perceptual and motor skills., 2004, 99*(1), 149-54.

C. Hrysomallis. Balance ability and athletic performance. *Sports medicine. 2011, 41*, 221-32.

R. Sigrist, G. Rauter, R. Riener, P. Wolf. Augmented visual, auditory, haptic, and multimodal feedback in motor learning: a review. *Psychonomic bulletin & review., 201*, 20, 21-53.

T. Mulder, W. Hulstyn. SENSORY FEEDBACK THERAPY AND THEORETICAL KNOWLEDGE OF MOTOR CONTROL AND LEARNING: 1. *American Journal of Physical Medicine & Rehabilitation. 1984, 63*(5), 226-44.

M. Botvinick, J. Cohen., Rubber hands 'feel' touch that eyes see. *Nature. 1998, 391*(6669), 756.

D. J. Guggenmos, M. Azin, S. Barbay, J.D. Mahnken, C. Dunham, P. Mohseni, R.J. Nudo.,

Restoration of function after brain damage using a neural prosthesis. *Proceedings of the National Academy of Sciences. 2013, 110*(52), 21177-82.

F. T. Hambrecht. Neural prostheses., *Annual Review of Biophysics and Bioengineering. 1979, 8*(1), 239-67.

J. Realmuto, G. Klute, S. Devasia., Nonlinear passive cam-based springs for powered ankle prostheses. *Journal of Medical Devices. 2015, 9*(1), 011007.

D. Dong, W. Ge, B. Convens, Y. Sun, T. Verstraten, B. Vanderborght., Design, optimization and energetic evaluation of an efficient fully powered ankle-foot prosthesis with a series elastic actuator. *IEEE Access. 2020, 8*, 61491-503.

J. A. Blaya, H. Herr. Adaptive control of a variable-impedance ankle-foot orthosis to assist drop-foot gait., *IEEE Transactions on neural systems and rehabilitation engineering. 2004, 12*(1), 24-31.

D. W. Tan, M.A. Schiefer, M.W. Keith, J.R. Anderson, J. Tyler, D.J. Tyler. A neural interface provides long-term stable natural touch perception., *Science translational medicine. 2014, 6*(257), 257ra138.

M. Pitkin, C. Cassidy, M.A. Shevtsov, J.R. Jarrell, H. Park, B.J. Farrell, J.F. Dalton, W.L. Childers, R.S. Kistenberg, K. Oh, A.N. Klishko. Recent progress in animal studies of the skin-and bone-integrated pylon with deep porosity for bone-anchored limb prosthetics with and without neural interface., *Military Medicine. 2021, 186*(Supplement_1), 688-95.

H. Park. Gait optimization with a real-time closed-loop artificial sensory feedback. Doctoral dissertation, *Georgia Institute of Technology. 2017*.

G. M. Goodwin, D.I. McCloskey, P.B. Matthews. Proprioceptive illusions induced by muscle vibration: contribution by muscle spindles to perception?. *Science. 1972, 175*(4028), 1382-4.

R. Rangwani, H. Park. Vibration induced proprioceptive modulation in surface-EMG based control of a robotic arm., In2019 9th International IEEE/EMBS Conference on Neural Engineering(NER), 2019 20, 1105-1108.

R. Rangwani, H. Park. A new approach of inducing proprioceptive illusion by transcutaneous electrical stimulation., *Journal of NeuroEngineering and Rehabilitation. 2021 De, 18*, 1-6.

U. Proske, S.C. Gandevia. The proprioceptive senses: their roles in signaling body shape, body position and movement, and muscle force., *Physiological reviews. 2012*.

A. J. Tsay, M.J. Giummarra, T.J. Allen, U. Proske. The sensory origins of human position sense., *The Journal of Physiology. 2016, 594*(4), 1037-49.

S. Oh, J.L. Patton, H. Park. Electro-prosthetic E-skin Successfully Delivers Elbow Joint Angle Information by Electro-prosthetic Proprioception(EPP)., In2022 44th Annual International Conference of the IEEE Engineering in Medicine & Biology Society(EMBC) 2022, 11, 1485-1488.

S. Manoharan, S. Oh, B. Jiang, J.L. Patton, H. Park. Electro-prosthetic E-skin Successfully Delivers Finger Aperture Distance by Electro-Prosthetic Proprioception(EPP)., In2022 44th Annual International Conference of the IEEE Engineering in Medicine & Biology Society(EMBC), 2022, 4196-4199.

T. O. Kitago, J.W. Krakauer. Motor learning principles for neurorehabilitation. *Handbook of clinical neurology. 2013, 110*, 93-103.

M. L. Ingemanson, J.R. Rowe, V. Chan, E.T. Wolbrecht, D.J. Reinkensmeyer, S.C. Cramer. Somatosensory system integrity explains differences in treatment response after stroke., *Neurology, 2019, 92*(10), e1098-108.

J. Azbell, J.K. Park, S.H. Chang, M.P. Engelen, H. Park. Closed-loop tactile augmentation by transcutaneous stimulation on either the foot sole or the palm to improve lateral postural balance. In2019 9th International IEEE/EMBS Conference on Neural Engineering(NER), 2019, 1072-1075.

J. Azbell, J. Park, S.H. Chang, M.P. Engelen, H. Park. Plantar or palmar tactile augmentation improves lateral postural balance with significant influence from cognitive load., *IEEE Transactions on Neural Systems and Rehabilitation Engineering. 2020, 29*, 113-22.

A. Shon, K. Brakel, M. Hook, H. Park. Closed-loop plantar cutaneous augmentation by electrical nerve stimulation increases ankle plantarflexion during treadmill walking. *IEEE Transactions on Biomedical Engineering. 2021, 68*(9), 798-809.,

A. Shon, K. M. Brakel, M. Hook, H. Park. Fully implantable plantar cutaneous augmentation system for rats using closed-loop electrical nerve stimulation. *IEEE Transactions on Biomedical Circuits and Systems. 2021, 15*(2): 326-38.

10. 생체 고분자 소재를 이용한 정밀의료기술

H. J. Huang, Y. L. Tsai, S. H. Lin, S. Hsu, Smart polymers for cell therapy and precision medicine. *J. Biomed. Sci. 26*, 1-11(2019).

R. Joy, J. George, F. John, Brief outlook on polymeric nanoparticles, micelles, niosomes, hydrogels and liposomes: Preparative methods and action. ChemistrySelect 7, e202104045(2022).

S. K. Nitta, K. Numata, Biopolymer-based nanoparticles for drug/gene delivery and tissue engineering. Int. *J. Mol. Sci. 14*, 1629-1654(2013).

E. Ruckenstein, S. V. Gourisankar, Preparation and characterization of thin film surface coatings for biological environments. *Wetting Experiments*. CRC Press, 28-59(2018).

Y. S. Zhang, A. Khademhosseini, Advances in engineering hydrogels. *Science 356*, eaaf3627(2017).

D. G. Tamay, T. D. Usual, A. S. Alagoz, D. Yucel, N. Hasirci, V. Hasirci, 3D and 4D printing of polymers for tissue engineering applications. Front. Bioeng. *Biotechnol. 7, 164*(2019).

M. E. Prendergast, J. A. Burdick, Recent advances in enabling technologies in 3D printing for precision medicine. *Adv. Mater. 32*, 1902516(2020).

J. H. Koo, J.-K. Song, S. Yoo, S.-H. Sunwoo, D. Son, D.-H. Kim, Unconventional device and material approaches for monolithic biointegration of implantable sensors and wearable electronics. *Adv. Mater. Technol. 5*, 2000407(2020).

S. Choi, H. Lee, R. Ghaffari, T. Hyeon, D.-H. Kim, Recent advances in flexible and stretchable bio-electronic devices integrated with nanomaterials. *Adv. Mater. 28*, 4203(2016).

M. J. Mitchell, M. M. Billingsley, R. M. Haley, M. E. Wechsler, N. A. Peppas, R. Langer,

Engineering precision nanoparticles for drug delivery. Nat. Rev. *Drug Discov. 20,* *101*(2021).

S. Sargazi, U. Laraib, S. Er, A. Rahdar, M. Hassanisaadi, M. N. Zafar, A. M. Díez-Pascual, M. Bilal, Application of green gold nanoparticles in cancer therapy and diagnosis. *Nanomaterials 12,* 1102(2022).

11. 첨단재생의료기술과 정밀의학

A. Khademhosseini, R. Laner. A decade of progress in tissue engineering. *Nat. Protoc., 2016, 11,* 1775-1781

B. A. Aguado, J. C. Grim, A. M. Rosales, J. J. Watson-Capps, K. S. Anseth. Engineering precision biomaterials for personalized medicine. Sci Transl. *Med., 2018, 10,* eaam8645

P. Rivetti di Val Cervo, D. Besusso, P. Conforti, E. Cattaneo. hiPSCs for predictive modeling of neurodegenerative diseases: dreaming the possible. Nat. Rev. *Neurol., 2021, 17,* 381-392.

R. Driver, S. Mishra. Organ-On-A-Chip Technology: an in-depth review of recent advancements and future of whole body-on-chip. *BioChip J., 2023, 17,* 1-23.

J. Kim, B.-K. Koo, H. Clever. Organoid studies in Covid-19 research. Int. *J. Stem Cell., 2022, 15*(1), 1-11

차세대 융합바이오와
정밀의학

초판 1쇄 인쇄 2023년 12월 26일
초판 1쇄 발행 2023년 12월 29일

지은이 이정승, 박재석, 심원목, 홍석준, 김형구, 유승범,
     우충완, 김인기, 박진형, 장서연, 박한규, 신미경
펴낸이 유지범
펴낸곳 성균관대학교 출판부
등록 1975년 5월 21일 제1975-9호
주소 03063 서울특별시 종로구 성균관로 25-2
대표전화 (02)760-1253~4
팩시밀리 (02)762-7452
홈페이지 press.skku.edu

ⓒ 2023, 이정승, 박재석, 심원목, 홍석준, 김형구, 유승범,
     우충완, 김인기, 박진형, 장서연, 박한규, 신미경

ISBN 979-11-5550-619-6 93510

- 이 성과는 정부(교육부-산업통상자원부)의 재원으로 한국산업기술진흥원의 지원을 받아
  수행된 성과임 (P0022115, 2023년 차세대 바이오헬스산업 혁신인재양성사업).
- 이 성과는 교육부 및 한국연구재단의 4단계 두뇌한국21사업(BK21-성균관대학교 지능형정
  밀헬스케어교육연구단)으로 지원됨.